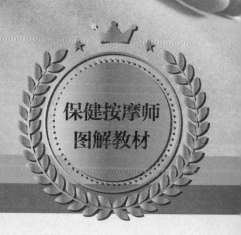

脊柱保健按摩

保健按摩师
图解教材

编审人员名单

主 编 王国顺 李 元

编 者（按姓氏笔画排序）

于梅君 王 虹 向 华 何祖永

图 片（按姓氏笔画排序）

于梅君 王 硕 向 华 李 元 李晓硕 何祖永 赵立民

审 稿（按姓氏笔画排序）

李庆忠 张成全 张秋兰 苗 振 金 涛 贾一均 郭 季

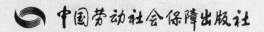 中国劳动社会保障出版社

图书在版编目（CIP）数据

脊柱保健按摩 / 人力资源社会保障部教材办公室组织编写 . -- 北京：中国劳动
社会保障出版社，2020

保健按摩师图解教材

ISBN 978-7-5167-4601-1

Ⅰ.①脊… Ⅱ.①人… Ⅲ.①脊柱 – 按摩疗法（中医）- 图解 Ⅳ.①R244.1-64

中国版本图书馆 CIP 数据核字（2020）第 215739 号

中国劳动社会保障出版社出版发行

（北京市惠新东街 1 号 邮政编码：100029）

*

三河市华骏印务包装有限公司印刷装订 新华书店经销

787 毫米 × 1092 毫米 16 开本 14.5 印张 240 千字

2020 年 11 月第 1 版 2022 年 3 月第 2 次印刷

定价：39.00 元

读者服务部电话：（010）64929211/84209101/64921644

营销中心电话：（010）64962347

出版社网址：http://www.class.com.cn

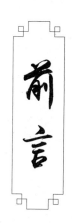

按摩是中医学传统疗法中的重要组成部分，《五十二病方》《黄帝内经》等中医传统典籍中就有对按摩疗法的描述，其中《黄帝内经·素问》的"异法方宜论"篇中就有"中央者，其地平以湿，天地所以生万物也众。其民食杂而不劳，故其病多痿厥寒热。其治宜导引按跷，故导引按跷者，亦从中央出也"的描述。长期以来，按摩疗法以操作方便、疗效肯定、无副作用的特点深受广大群众的喜爱。经过现代医务工作者对疗法的不断挖掘和发展，现代按摩疗法进一步焕发光彩。按摩的适应证不断增加，同时，按摩也被列为我国中医临床适宜推广的技术项目，与针灸、拔罐、刮痧并称为中医的四大特色技能，具有强身健体、调理疾病、恢复人体阴阳平衡的作用。

本书介绍了身体脊柱部分的解剖及相关中医基础、经络和腧穴等知识，讲解了脊柱部分常用的按摩手法，同时对生活中常见的不适症从脊柱调理的角度，分中医认识、现代医学认识、按摩方法(含腧穴)、康复和功能训练方法几个部分进行了讲解，并配以大量清晰的图片进行说明，特别是康复和功能部分与按摩手法相得益彰，互为补充，起到对常见不适症的调理作用。本书的内容既适合从事保健按摩的专业人员进行学习，又可帮助普通群众进行自我保健。

此书在编写及图片制作过程中得到中国残疾人联合会、中国残疾人联合会就业服务指导中心（中国盲人按摩指导中心）、首都医科大学附属北京康复医院、北京市盲人学校、诺亚第运动康复学院领导和相关人员的大力支持，在此特别表示感谢。

编者

2020 年 5 月

第四章

按摩常用手法 ………………………………………………… 117

第五章

自我功能训练 ………………………………………………… 139

第六章

常见不适症的按摩方法及康复 …………………………… 165

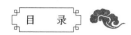

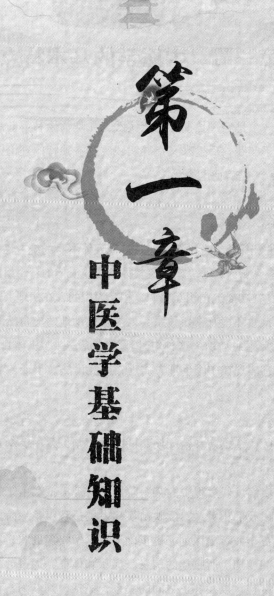

第一章

中医学基础知识

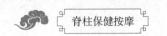

本章主要阐述人体的生理、病理、病因，以及疾病的防治原则等基本理论知识，内容共分阴阳五行、藏象、气血津液、经络、病因与发病、病机、防治原则等七部分。

第一节　中医学的基本特点

中医学的理论体系是经过长期的临床实践，在唯物论和辩证法思想指导下，逐步形成的，它来源于实践，反过来又指导实践。这一独特的理论体系有两个基本特点：一是整体观念，二是辨证论治。

一、整体观念

整体就是统一性和完整性。中医学非常重视人体本身的统一性、完整性及其与自然界的相互关系，它认为人体是一个有机整体，构成人体的各个组成部分之间，在结构上是不可分割的，在功能上是相互协调、相互为用的，在病理上是相互影响的。中医学认识到人体与自然环境有密切关系，人类在能动地适应自然和改造自然的斗争中维持着机体的正常生命活动。这种内外环境的统一性、机体自身整体性的思想，称之为整体观念，它体现在中医生理、病理，以及诊法、辨证、治疗等各个方面。

二、辨证论治

辨证论治是中医认识疾病和治疗疾病的基本原则，是中医学对疾病的一种特殊的研究和处理方法。

证，是机体在疾病发展过程中的某一阶段的病理概括。由于它包括了病变的部位、原因、性质，以及邪正关系，反映出疾病发展过程中某一阶段的病理变化的本质，因而它比症状更全面、更深刻、更正确地揭示了疾病的本质。所谓辨证，就是将四诊（望、闻、问、切）所收集的信息、症状和体征，通过分析、综合，辨清疾病的原因、性质、部位，以及邪正之间的关系，概括、判断为某种性质的证。论治又称施治，是根据辨证的结果，确定相应的治疗方法。

辨证是决定治疗的前提和依据，论治是治疗疾病的手段和方法。通过辨证论治的效果可以检验辨证论治的正确与否。辨证论治的过程，就是认识疾病和解决疾病的过程。辨证和论治是指导中医临床工作的基本原则。

第二节　阴阳学说基础知识

一、阴阳学说概述

阴阳，是中国古代哲学的一对范畴。阴阳的最初涵义是很朴素的，是指日光的向背，向日为阳，背日为阴，后来引申为气候的寒暖，方位的上下、左右、内外，运动状态的躁动和宁静等。阴和阳代表着相互对立又相互关联的事物属性，阳代表着积极进取、刚强等特性，凡具有这种特性的事物和现象，都属阳；阴代表着消极、退守、柔弱等特性，凡具有这些特性的事物和现象，都属阴。一般来说，凡是运动的、外向的、上升的、温热的、无形的、明亮的、兴奋的、亢进的都属于阳；静止的、内守的、下降的、寒冷的、有形的、晦暗的、抑制的、衰退的都属于阴。但事物的阴阳属性并不是绝对的，而是相对的，这种相对性一方面表现为在一定条件下，阴和阳之间可以发生相互转化，即阴可以转化为阳，阳也可以转化为阴；另一方面，相对性还体现于事物的无限可分性。例如，昼为阳，夜为阴，而上午与下午相对而言，则上午为阳中之阳，下午为阳中之阴；前半夜与后半夜相对而言，则前半夜为阴中之阴，后半夜为阴中之阳。

中医根据阴阳学说，将人体中具有中空、外向、弥散、温煦、兴奋、升举等特性的事物和现象统属于阳，而将具有实体、内守、凝聚、凉润、抑制、沉降等特性的事物和现象统属于阴。人体脏腑组织的阴阳属性，就大体部位来说，上部为阳，下部为阴，体表为阳，体内属阴；就其背、腹部、四肢、内外侧来说，背为阳，腹为阴，四肢外侧为阳，内侧为阴；以脏腑而言，六腑为阳，五脏为阴。

二、阴阳学说的基本内容

1. 阴阳的对立制约

阴阳学说认为自然界一切事物或现象都存在着相互对立的阴阳两个方面，如上与下，左与右，天与地，动与静，出与入，升与降，昼与夜，明与暗，热与寒，火与水，等等。阴阳既是对立的又是统一的，统一是对立的结果。换言之，对立是二者之间相反的一面，统一是二者之间相成的一面。没有对立也就没有统一，没有相反，也就没有相成。阴阳两个方面的相互对立，主要表现为它们之间的相互制约、相互消长。阴与阳在相互制约和相互消长下，取得了统一，即取得了动态平衡，称为"阴平

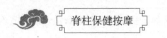

阳秘"。例如,春、夏、秋、冬四季有温、热、凉、寒的气候变化,春、夏之所以温热,是因为春、夏阳气上升抑制了秋、冬的寒凉之气;秋、冬之所以寒冷,是因为秋、冬阴气上升抑制了春、夏的温热之气的缘故,这是自然界阴阳相互制约、相互消长的结果。

2. 阴阳的互根互用

阴和阳是对立统一的,二者既相互对立又相互依存,任何一方都不能脱离另一方而单独存在。所以说,阳依存于阴,阴依存于阳,每一方都以其相对的另一方的存在为自己存在的条件,阴阳之间的这种互相依存关系称为阴阳的互根互用。例如,上为阳,下为阴;没有上也就无所谓下;没有下也就无所谓上。又如,热为阳,寒为阴;没有热,就无所谓寒;没有寒,也就无所谓热。

3. 阴阳的消长平衡

阴和阳之间的对立制约、互根互用,并不是处于静止的和不变的状态,而是始终处于不断的运动变化之中,故说"消长平衡"。所谓"消长平衡",即是指阴和阳之间的平衡,不是静止的和绝对的平衡,而是在一定限度、一定时间内的"阴消阳长""阳消阴长"之中维持着相对的平衡。事物具有运动是绝对的,静止是相对的;消长是绝对的,平衡是相对的规律。阴阳的消长平衡符合了事物的这一规律。事物就是在绝对的运动和相对的静止、绝对的消长和相对的平衡之中生化不息,而得到发生和发展的。

4. 阴阳的相互转化

阴阳转化是指阴阳对立的双方,在一定的条件下,可以各自向其相反的方向转化,即阴可以转化为阳,阳也可以转化为阴。阴阳相互转化,一般都表现在事物变化"物极"阶段,即"物极必反"。如果说"阴阳消长"是一个量变过程的话,则阴阳转化便是在量变基础上的质变。阴阳的转化,虽然也可发生突变,但大多数有一个由量变到质变的发展过程。

综上所述,阴和阳是事物的相对属性,因而存在着无限可分性;阴阳的对立制约、互根互用、消长平衡和相互转化等,说明阴和阳之间的相互关系不是孤立的、静止不变的,它们之间是互相联系、互相影响、相反相成的。

第三节 五行学说基础知识

五行学说,即是木、火、土、金、水五种物质及其运动变化。我国古代人民在长期的生活和生产实践中，认识到木、火、土、金、水是不可缺少的最基本物质，五行学说是古人在长期的生活和生产实践中逐渐形成的理论概念，用以分析各种事物的五行属性和研究事物之间的相互联系，进而说明人体的生理、病理，并指导疾病的治疗。

一、五行的特性及相关事物归类

具有生长、升发、条达、舒畅等作用或性质的事物，均归属于木。具有温热、升腾等作用或性质的事物，均归属于火。具有生化、承载、受纳等作用或性质的事物，均归属于土。具有清洁、肃降、收敛等作用或性质的事物，均归属于金。具有寒凉、滋润、向下运行等作用或性质的事物，均归属于水。

五行学说是以五行的特性来推演和归类事物的五行属性的。自然界和人体五行属性归类见表1-1。

表1-1　　　　　　　　自然界和人体五行属性归类表

自然界							五行	人体						
五音	五味	五色	五化	五气	五方	五季		五脏	六腑	五官	形体	情志	五声	变动
角	酸	青	生	风	东	春	木	肝	胆	目	筋	怒	呼	握
徵	苦	赤	长	暑	南	夏	火	心	小肠	舌	脉	喜	笑	忧
宫	甘	黄	化	湿	中	长夏	土	脾	胃	口	肉	思	歌	哕
商	辛	白	收	燥	西	秋	金	肺	大肠	鼻	皮毛	悲	哭	咳
羽	咸	黑	藏	寒	北	冬	水	肾	膀胱	耳	骨	恐	呻	栗

二、五行的基本内容

五行学说并不是静止地、孤立地将事物归属于五行，而是以五行之间的相生和相克联系来探索和阐释事物之间相互联系、相互协调平衡的整体性和统一性。同时，五行学说还以五行之间的相乘和相侮，来探索和阐释事物之间的协调平衡被破坏后的相互影响，这即是五行生克乘侮的主要内容。

1. 生克和制化

相生是指这一事物对另一事物具有促进、助长和资生的作用，相克是指这一事物对另一事物的生长和功能具有抑制和制约的作用。相生和相克，在五行学说中被认为是自然界的正常现象。对人体生理来说，相生和相克也属于正常生理现象。制即克制，化即化生，化生和克制是相互为用的，生中有克，克中有生，这样的生克配合称为制化。正因为事物之间存在着相生和相克的联系，自然界才能维持生态平衡，人体才能维持生理平衡，故说"制则生化"。

五行相生的次序是：木生火，火生土，土生金，金生水，水生木。

五行相克的次序是：木克土，土克水，水克火，火克金，金克木。

五行就这样依次相生，依次相克，如环无端，生化不息，维持着事物之间的动态平衡。

由于五行之间存在着相生和相克的联系，所以对于五行中的任何"一行"来说，都存在着"生我""我生"和"克我""我克"四个方面的联系。"生我"和"我生"在《难经》中被比喻为"母"和"子"的关系。"生我"者为"母"，"我生"者为"子"，所以五行中的相生关系又可称作"母子"关系。如以火为例，由于木生火，故"生我"者为木；由于火生土，故"我生"者为土。这样木为火之"母"，土为火之"子"；也就是木和火是"母子"，而火和土又是"母子"。

"克我"和"我克"，在《黄帝内经》中被称作"所不胜"和"所胜"，即是"克我"者是"所不胜"，"我克"者是"所胜"。再以火为例，由于火克金，故"我克"者为金；由于水克火，故"克我"者为水。

"生我""我生"虽是五行中的相生，但生中有制。如木的"生我"为水，木的"我生"为火；而水又能制火。"克我"和"我克"虽是五行中的相克，但克中有生。如木的"克我"为金，木的"我克"为土；而土又生金。五行学说就是以五行之间这种错综复杂的联系来说明任何事物都受到整体的调节，要防止其太过或不及，维持相对的平衡。以五行的生克制化来阐释自然，即能说明自然气候的正常变迁和自然界的生态平衡，以此来阐释人体，即是机体的生理平衡。

2. 乘侮

五行之间的相乘、相侮，是指五行之间的生克制化遭到破坏后出现的异常相克现象。

（1）相乘。乘即以强凌弱。五行中的相乘是指五行中某"一行"对被克的"一行"克制太过，从而引起一系列的异常相克反应。引起相乘的原因有两个方面：一是五行中的某"一行"本身过于强盛，因而造成对被克制的"一行"克制太过，致使被克的"一行"虚弱，从而引起五行之间的生克制化异常。例如，木过于强盛，则克土太过，造成土的不足，即称为"木乘土"。二是五行中的某"一行"本身过于虚弱，因而"克其一行"对它的相克就显得相对增强，导致其本身更加衰弱。例如，木本身不过于强盛，其克制土的力量也在正常范围内，但由于土本身的不足，因而形成了木克土的力量相对增强，使土更加不足，即称为"土虚木乘"。

（2）相侮。侮指反侮。五行中的相侮是指由于五行中的某"一行"过于强盛，对"克其一行"进行反侮，所以反侮也称反克。例如，木本受金克，但在木特别强盛时，不仅不受金的克制，反而对金进行反侮（即反克），即称为"木侮金"，这是发生反侮的一个方面。另一方面，也可能金本身十分虚弱，不仅不能对木进行克制，反而受到木的反侮，即称为"金虚木侮"。

相乘和相侮都是不正常的相克现象，两者之间是既有区别又有联系的。相乘与相侮的主要区别是：前者是按五行的相克次序发生过强的克制，而形成五行间的生克制化异常；后者是发生与五行相克次序相反的克制现象，而形成五行间的生克制化异常。两者之间联系是：在发生相乘时，也可同时发生相侮；发生相侮时，也可同时发生相乘。例如，木过强时，既可以乘土，又可以侮金；金虚时，即可受到木的反侮，又可受到火乘。因而相乘与相侮之间存在着密切的联系。

三、五行学说在中医学中的应用

五行学说在中医学中的应用，主要是以五行的特性来分析研究机体的脏腑、经络等组织器官的五行属性；以五行之间的生克制化来分析研究机体的脏腑、经络之间，以及二者和各个生理功能之间的相互关系；构建以五脏为中心的生理、病理体系，进而与自然环境相联系，建立天人合一的五脏系统；以五行之间的乘侮来阐释病理情况下的相互影响。因此，五行学说在中医学中不仅被用作理论上的阐释，而且也广泛地应用于临床疾病的诊断与防治，具有实际指导意义。

第四节　五　　　脏

五脏是心、肺、脾、肝、肾的合称。五脏虽然各有专司，但心脏的生理功能起着主宰的作用。五脏之间各种生理功能活动的相互依存、相互制约和相互协调平衡，主要是以阴阳五行学说的理论为基础来进行阐释的。

　、心

心居于胸腔，膈膜之上，其形圆而下尖，似倒垂的未开莲花，有心包卫护于外。

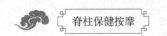

心为神之居、血之主、脉之宗，在五行属火，起着主宰生命活动的作用，故《黄帝内经·素问·灵兰秘典论》称之为"君主之官"。心的生理功能主要有两个方面：一是主血脉，二是主神志。心开窍于舌，其华在面，在志为喜，在液为汗。手少阴心经与手太阳小肠经在心与小肠之间相互络属，故心与小肠相为表里。心的主要生理功能如下。

1. 主血脉

心主血脉，包括主血和主脉两个方面。全身的血都在脉中运行，依赖于心脏的搏动而输送到全身，发挥其濡养的作用，故《黄帝内经·素问·五脏生成篇》有"诸血者，皆属于心"的记载。脉，即血脉，又可称经脉，为血之府。脉是血液运行的通道，脉道的通利与否，营气和血液的功能健全与否，直接影响着血液的正常运行。因此，心脏的搏动是否正常，对人体起着十分关键的作用。

2. 主神志

心主神志，即是心主神明，或称"心藏神"。神有广义和狭义之分。广义的神是指整个人体生命活动的外在表现，如整个人体的形象以及面色、眼神、言语、应答、肢体活动姿态等，无不包含于神的范围。换句话说，凡是机体表现于外的"形征"，都是机体生命活动的外在反映，通常所说的"神气"就是指这种广义的神。狭义的神，即是心所主之神志，是指人的精神、意识、思维活动。由于人的精神、意识和思维活动不仅仅是人体生理功能的重要组成部分，而且在一定条件下又能影响整个人体各方面生理功能的协调平衡，因此，心主神志的生理功能与心主血脉的生理功能密切相关。血液是神志活动的物质基础。正因为心具有主血脉的生理功能，所以才具有主神志的功能。如《黄帝内经·灵枢·本神》记载："心藏脉，脉舍神"，《黄帝内经·灵枢·营卫生会》又记载："血者，神气也"。因此，心主血脉的功能异常，必然出现神志的改变。

总之，心的生理功能不仅包括心、血、脉在内的完整的循环系统，而且还包括精神、意识和思维活动。

✤ 小知识 ✤

心包络，简称心包，又称"膻中"，是包在心脏外面的包膜，具有保护心脏的作用。在经络学说中，手厥阴心包经属于心包络，与手少阳三焦经相为表里，所以外邪侵袭于心，首先包络受病。

二、肺

肺位于胸腔，左右各一。由于肺位最高，故称"华盖"。因肺叶娇嫩，不耐寒热，易被邪侵，故又称"娇藏"。肺为魄之处、气之主，在五行属金。肺的主要生理功能是主气、司呼吸，主宣发和肃降，通调水道，朝百脉而主治节，以辅佐心脏调节气血的运行。肺上通喉咙，外合皮毛，开窍于鼻，在志为忧，在液为涕。手太阴肺经与手阳明大肠经相互络属于肺与大肠，肺与大肠相为表里。肺的主要生理功能如下。

1. 主气、司呼吸

肺的主气功能包括主一身之气和呼吸之气。

2. 主宣发和肃降

所谓宣发，即是宣发和布散，也就是肺气向上的升宣和向外周的布散。所谓肃降，即是清肃、洁净和下降，也就是肺气向下的通降和使呼吸道保持洁净。肺主宣发的生理作用主要体现在两个方面：一是通过肺的气化，排出体内的浊气；二是将脾所转输的津液和水谷精微，布散到全身，外达于皮毛。肺主肃降的生理作用主要体现在三个方面：一是吸入自然界的清气；二是由于肺位最高，为华盖之脏，故将肺吸入的清气和由脾转输至肺的津液和水谷精微向下布散；三是肃清肺和呼吸道内的异物，以保持呼吸道的洁净。因此，肺失于肃降，即可出现呼吸短促或表浅、咳痰、咯血等病理现象。

3. 通调水道

通，即疏通；调，即调节；水道，是水液运行和排泄的道路。肺的通调水道功能是指肺的宣发和肃降对体内水液的输布、运行和排泄起着疏通和调节的作用。肺主宣发，不但将津液和水谷精微宣发至全身，而且主司腠理的开合，调节汗液的排泄；肺气肃降，不但将吸入之清气下纳于肾，而且也将体内的水液不断地向下输送，而成为尿液生成之源，经肾和膀胱的气化作用，生成尿液而排向体外。这就是肺在调节水液代谢中的作用，也就是肺的通调水道的生理功能。所以中医称"肺主行水""肺为水之上源"。

4. 朝百脉而主治节

朝，即聚会的意思。肺朝百脉，即是指全身的血液都通过经脉而聚于肺，通过肺的呼吸进行气体的交换，然后再输布到全身。治节，即治理和调节。肺的治节作用主要体现在四个方面：一是肺主呼吸，人体的呼吸运动是有节奏的一呼一吸；二是肺以呼吸运动治理和调节着全身的气机，即调节着气的升降、出入的运动；三是由于肺调节着气的升降、出入运动，因而辅助心脏推动和调节血液的运行；四是肺的宣发和肃降治理和调节津液的输布、运行和排泄。因此，肺主治节，实际上是对肺的主要生理功能的高度概括。

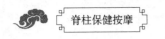

三、脾

脾位于中焦，在膈之下。它的主要生理功能是主运化、升清和统血。足太阴脾经与足阳明胃经相互络属于脾胃，脾和胃相为表里。脾和胃同属于消化系统的主要脏器，机体的消化运动主要依赖于脾和胃的生理功能。机体生命活动的持续和气血津液的生化都有赖于脾胃运化的水谷精微，从而称脾胃为气血生化之源，后天之本。脾开窍于口，其华在唇，在五行属土，在志为思，在液为涎，主肌肉与四肢。脾的主要生理功能如下。

1. 主运化

运，即转运输送；化，即消化吸收。脾主运化，是指脾具有把水谷（饮食物）化为精微，并将精微物质转输至全身的生理功能。脾的运化功能可分为运化水谷和运化水液两个方面。脾胃为后天之本，在防病和养生方面有着重要意义。在日常生活中不仅要注意饮食营养，而且要善于保护脾胃，如在患病时，针对病情进行忌口，用药时也要顾及脾胃等。

2. 主升清

脾的运化功能是以升清为主。升清的升是指脾气的运动特点以上升为主，故有"脾气主升"之说。升清的清是指水谷精微等营养物质。升清即是指水谷精微等营养物质的吸收和上输于心、肺、头目，然后通过心肺的作用化生气血，以营养全身，故说"脾以升为健"。升和降是脏腑气机的一对矛盾运动：一方面，脾的升清是和胃的降浊相对应；另一方面，脏腑之间的升降相因、协调平衡是维持人体内脏相对恒定于一定位置的重要因素。因此，脾的升清功能正常，水谷精微等营养物质才能吸收和正常输布，同时，也由于脾气的升发，才能使机体内脏不致下垂。

3. 主统血

脾主统血，统是统摄、控制的意思，即脾有统摄血液在经脉之中流动、防止其逸出脉外的功能。

四、肝

肝位于腹部，横膈之下，右胁之内。肝为魂之处、血之藏、筋之宗。肝在五行属木，主动，主升。肝的主要生理功能是主疏泄和主藏血。肝开窍于目，主筋，其华在爪，在志为怒，在液为泪。肝与胆关系密切，不仅足厥阴肝经与足少阳胆经相互络属于肝胆之间，而且肝与胆本身也直接相连，相为表里。肝的主要生理功能如下。

1. 主疏泄

肝主疏泄，疏，即疏通；泄，即发泄、升发。肝的疏泄功能反映了肝为刚脏，主升、主动的生理特点，是调畅全身气机、推动血和津液运行的一个重要环节。肝的疏泄功能主要表现在调畅气机、血的运行和津液的输布代谢，促进脾胃的运化功能，调畅情志。此外，妇女的排卵和月经来潮、男子的排精也与肝的疏泄功能有密切的关系。

2. 主藏血

肝藏血是指肝有储藏血液和调节血量的生理功能。肝的藏血功能主要体现于肝内必须储存一定的血量，以制约肝的阳气升腾，勿使过亢，以维护肝的疏泄功能，使之冲和条达。另外，肝的藏血也有防止出血的重要作用。肝的藏血功能还包括调节人体各部分血量的分配，特别是对外周血量的调节。

五、肾

肾位于腰部，脊柱两旁，左右各　。由于肾藏有"先天之精"，为脏腑阴阳之本，生命之源，故称肾为先天之本。肾在五行属水，它的主要生理功能为藏精、主水和主纳气。肾主骨生髓，外荣于发，开窍于耳和二阴，在志为恐与惊，在液为唾。由于足少阴肾经与足太阳膀胱经相互络属于肾与膀胱，肾与膀胱在水液代谢方面也直接相关，故肾与膀胱相为表里。肾的主要生理功能如下。

1. 藏精

肾主生长、发育与生殖。藏精，是肾的主要生理功能，即肾对于精气具有闭藏的作用。肾对于精气的闭藏，主要是为精气能在体内充分发挥其应有的生理效应创造良好的条件，不使精气无故流失，影响机体的生长、发育和生殖能力。精气是构成人体的基本物质，也是人体生长发育及各种功能活动的物质基础，肾所藏的精气包括"先天之精"和"后天之精"。"先天之精"是禀受于父母的生殖之精。它与生俱来，是构成胚胎发育的原始物质；"后天之精"是指出生以后，来源于摄入的饮食，通过脾胃运化功能而生成的水谷之精气，以及脏腑生理活动中化生的精气通过代谢平衡后剩余的部分，藏之于肾。

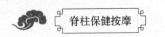

肾中精气是机体生命活动之本，对机体各方面的生理活动均起着极其重要的作用。为了在理论和实践上全面阐明肾中精气的生理效应，将其概括为肾阴和肾阳两个方面：对机体各个脏腑组织器官起着滋养、濡润作用的称为肾阴；对机体各个脏腑组织器官起着推动、温煦作用的称为肾阳。肾阴和肾阳又称元阴和元阳、真阴和真阳，是机体各脏阴阳的根本。

2. 主水

肾主水液，主要是指肾中精气的气化功能，对于体内津液的输布和排泄、维持体内津液代谢的平衡，起着极为重要的调节作用。

3. 主纳气

纳，即固摄、受纳的意思。肾主纳气，是指肾有摄纳肺所吸入的清气、防止呼吸表浅的作用，保证体内外气体的正常交换。

第五节 六   腑

六腑，即胆、胃、小肠、大肠、膀胱、三焦的总称。它们共同的生理功能是将饮食物腐熟消化，传化糟粕。

一、胆

胆，居六腑之首，又隶属于奇恒之府。胆与肝相连，附于肝之短叶间；肝和胆又有经脉相互络属，而相为表里。胆汁的化生和排泄，由肝的疏泄功能控制和调节。若肝的疏泄功能正常，则胆汁排泄畅达，脾胃运化功能也健旺。胆的主要生理功能是储存和排泄胆汁。胆汁直接有助于饮食物的消化，故为六腑之一；因胆本身并无传化饮食的生理功能，且藏精汁，与胃、肠等腑有别，故又属奇恒之府。

二、胃

胃又称胃脘，分上、中、下三部。胃的上部称上脘，包括贲门；胃的中部称中脘，即胃体的部位；胃的下部称下脘，包括幽门。胃的主要生理功能是受纳与腐熟水谷，胃以降为和。

三、小肠

小肠是一个相当长的管道器官，位于腹中，其上口在幽门处与胃之下口相接，下口在阑门处与大肠之上口相连。小肠与心有经脉互相络属，而与心相为表里。小肠的主要生理功能是受盛、化物和泌别清浊。受盛，即是接受、以器盛物的意思。化物，具有变化、消化、化生的意思。泌别清浊，泌即分泌，别即分别。小肠受盛、化物和泌别清浊的功能，在水谷化为精微的过程中是十分重要的，实际上这是脾胃升清降浊功能的具体表现。

四、大肠

大肠居腹中，其上口在阑门处紧接小肠，下端紧接肛门。大肠与肺有经脉相互络属而相为表里。大肠的主要生理功能是传化糟粕。

五、膀胱

膀胱位于小腹中央，为储尿的器官。膀胱和肾直接相通，二者又有经脉相互络属而相为表里，膀胱的主要生理功能是储尿和排尿。

六、三焦

三焦是上焦、中焦、下焦的合称，为六腑之一。三焦的主要生理功能是主持诸气、通行水道。在形态方面，目前部分学者认为三焦是分布于胸腹腔的一个大腑，在人体脏腑中以其为最大，故有"孤府"之称。

第六节　精、气、血、津液、神

一、精

精是构成人体和维持生命活动的基本物质，分为广义之精和狭义之精。广义之精泛指体内一切精微物质，包括肾精、气、血、津液、水谷之精等，统称为"精气"。狭义之精是指具有生殖繁衍作用的生殖之精，包括禀受于父母的生殖之精（又称为"先天之精"）、机体发育成熟后自身形成的生殖之精、来源于水谷所化生的精微物质

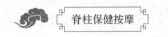

的水谷之精，以及通过脏腑功能活动所化生、储藏于脏腑的脏腑之精。

精具有繁衍生命、促进生长发育、濡养脏腑、生髓化血、生气化神等功能。

二、气

气是构成人体和维持人体生命活动的基本物质之一。人体的气，来源于禀受父母的先天之精气、饮食物中的营养物质和存在于自然界的清气，通过肺、脾胃和肾等脏器生理功能的综合作用，将三者结合起来而生成。

气的生理功能主要有以下五个方面。

1. 推动作用

气是活力很强的精微物质，它对于人体的生长发育，各脏腑、经络等组织器官的生理活动，血的生成和运行，津液的生成、输布和排泄，等等，均起着推动和激发其运动的作用。

2. 温煦作用

气是人体热量的来源。人体的体温依靠气的温煦作用来维持恒定；各脏腑、经络等组织器官，要在气的温煦作用下进行正常的生理活动；血、津液等液态物质，要依靠气的温煦作用，进行正常的循环运行，故说"血得温而行，得寒而凝"。

3. 防御作用

机体的防御作用是非常复杂的，虽然包括了气、血、津液和脏腑、经络等多方面的综合作用，但气在其中起着相当重要的作用。气的防御作用主要体现于护卫全身的肌表，防御外邪的入侵。

4. 固摄作用

气的固摄作用，主要是对血、津液等液态物质具有防止其无故流失的作用，具体表现在：固摄血液，可使血液循脉而行，防止其逸出脉外；固摄汗液、尿液、唾液、胃液、肠液、精液等，控制其分泌、排泄量，以防止其无故流失。

5. 气化作用

气化是指通过气的运动而产生的各种变化，具体地说，是指精、气、血、津液各自的新陈代谢及其相互转化。

三、血

1. 血的基本概念

血是构成人体和维持人体生命活动的基本物质之一，具营养和滋润作用。血必须在脉中运行，才能发挥它的生理效应。如果因某些原因而逸出于脉外，即为出血。

2. 血的生成

血主要由营气和津液组成。营气和津液都来自所摄入的饮食经脾和胃的消化吸收而生成的水谷精微，即脾和胃是气血生化之源。此外，精和血之间还存在着相互资生和转化的关系。精藏于肾，血藏于肝。肾中精气充盈，则肝有所养，血有所充；肝的藏血量充盛，则肾有所藏，精有所资，故有"精血同源"之说。

3. 血的功能

血具有营养和滋润全身的生理功能。血在脉中循行，内至脏腑，外达皮肉筋骨，如环无端，运行不息，不断地对全身各脏腑组织器官起着充分的营养和滋润作用，以维持正常的生理活动。

4. 血的运行

血在脉管中运行不息，流布于全身，环周不休。血的运行为全身各脏腑组织器官提供了丰富的营养，以供其需要。

四、气、血之间的相互关系

气属于阳，血属于阴。具体地说，即是存在着气能生血、行血、摄血和血为气之母四个方面的关系。血，属于阴而主静。血的运行，主要依赖于气的推动作用；血在脉管中运行而不至逸出脉外，也是由于气的固摄作用。所以在正常情况下，血液不会离于经脉逸出脉外而导致出血。

血液的正常运行决定于气的推动作用和固摄作用之间的协调平衡。心脏的搏动推动着血液的运行。血液正常的循行，还与其他某些脏器生理功能的协调平衡密切相关。例如，肺的宣发和朝会百脉、肝的疏泄等，是推动和促进血液运行的重要因素；脾的统血、肝的藏血等，是固摄血液的重要因素。此外，脉道是否通利，血的或寒或热等，更是直接影响着血液运行的或迟或速。

五、津液

津液是机体一切正常水液的总称，包括各脏腑组织器官的内在体液及其正常的分泌物，是构成人体和维持人体生命活动的基本物质。

津液来源于饮食水谷。津液的生成，是通过胃对饮食的"游溢精气"和小肠的"分清别浊""上输于脾"而生成。津液的输布和排泄，主要是通过脾的转输、肺的宣降和肾的蒸腾气化，以三焦为通道输布于全身。

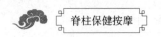

六、神

广义的神是人体生命活动（包括生理活动和心理活动）的主宰，也是其外在总体表现的统称。狭义的神是指人体的精神、意识和思维活动。精、气、血、津液是产生神的物质基础，在自然环境与社会环境的外界刺激下，人体内部脏腑做出反应而产生神。神的作用有三：一是调节精、气、血、津液的代谢，二是调节脏腑的生理功能，三是主宰人体的生命活动。人体是一个有机的整体，精、气、血、津液与神之间有着相互依存、相互制约的关系。从生命活动的大体来看，人体可分为形与神两个部分，精、气、血、津液均是人体内的基本精微物质，是产生一切机能和维持生命活动的物质基础，皆归属于形；而人体生命的主宰及其外表体现，概称为神。神与形之间相辅相成、相互依附而不可分割，形神统一是生命存在的根本保证。

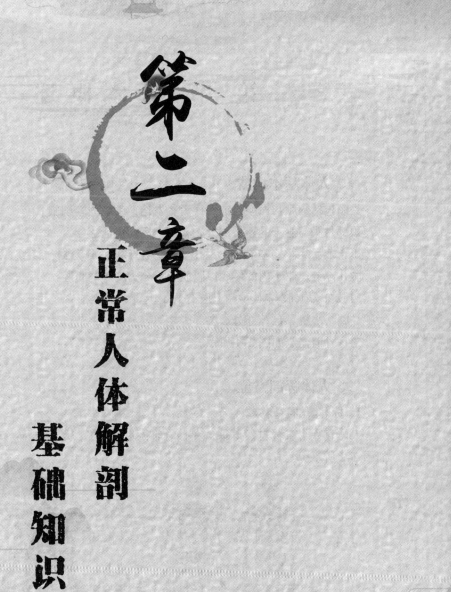

第二章

正常人体解剖基础知识

本章所论述的主要是正常人体解剖学知识中有关运动系统和神经系统方面的知识,详细论述了与脊柱相关的骨、关节、肌肉、神经等方面的知识,配合大量解剖图片,从不同视角、不同维度为广大读者介绍相关知识,为认识人体,为后面学习经络腧穴和相关不适症按摩奠定基础。

第一节 人体概述

一、人体基本构成

头颅包括脑颅与面颅,前者比后者发达,颅腔内容纳脑。

颈部是头与躯干的连接部分,较短而运动灵活。

躯干前后径小于左右径,适于直立。躯干前面分为胸、腹两部分,后面分为背、腰、骶几部分。躯干内的体腔以膈肌为界分为胸腔与腹腔,分别容纳胸、腹腔脏器。

四肢分为上肢与下肢。上肢有肩、上臂、肘、前臂、手等部分,下肢包括髋、大腿、膝、小腿、足等部分,各部分之间有灵活的关节,适于直立行走。

全身骨骼概览如图 2-1 所示。

二、人体解剖方位

1. 标准解剖学姿势

人体直立,双臂自然下垂,掌心向前,两足并拢,足尖向前,双眼向前方平视,如图 2-2 所示。

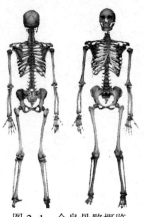

图 2-1 全身骨骼概览

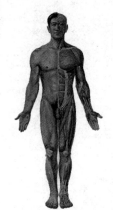

图 2-2 解剖学姿势正面观

2. 常用方位术语

（1）上下。近头部为上，近足部为下。

（2）远近。远近表示四肢的空间关系，凡连接躯干的一端为近侧，远离者称远侧。

（3）前后。近腹者为前，也称腹侧；近背者为后，也称背侧。

（4）内侧、外侧。近正中矢状面者为内侧，远离正中矢状面者为外侧。前臂的内侧又称尺侧，前臂的外侧又称桡侧。小腿的内侧又称胫侧，小腿的外侧又称腓侧。

（5）内外。凡有空腔的器官，近内侧者为内，远离空腔者为外。

（6）浅深。近体表或器官者为浅，反之为深。

（7）手的掌面称掌侧，足的底面为跖侧。

（8）靠近躯干或脏器中心为内（里），靠近体表或脏器表面为外。

3. 三个运动轴（见图 2-3）

（1）垂直轴。通过身体自上而下与地面垂直的轴称为垂直轴。围着这个轴，人体主要做旋转运动。

（2）矢状轴。与垂直轴垂直的前后方向的轴称为矢状轴。围着这个轴，人体主要做收展运动。

（3）冠状轴。与垂直轴垂直的左右方向的轴称为冠状轴，围着这个轴，人体主要做屈伸运动。

4. 三个平面（见图 2-3）

（1）水平面。水平面是从身体上下方向，通过矢状轴与冠状轴所作的与地面平行的切面称为冠状轴，可将身体分为上下两部分。

（2）矢状面。矢状面是从身体左右方向，通过矢状轴和垂直轴所作的切面，可将身体分为左右两部分。

（3）冠状面。冠状面是从身体左右方向，通过冠状轴与垂直轴所作的切面，可将身体分为前后两部分。

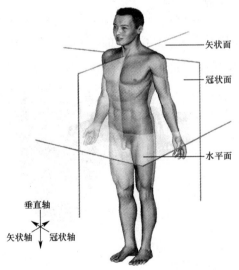

图 2-3　人体的三个运动轴和三个平面

第二节 运动系统基础知识

一、骨

成人有 206 块骨，分为颅骨、躯干骨和四肢骨三部分。前二者统称中轴骨，按照一定的连接形式构成骨骼，成为人体的支架，具有支持体重、维持体形、保护内脏器官和运动的功能。

1. 颅骨

颅骨位于脊柱上方，由 23 块扁骨和不规则骨组成（中耳的 3 对听小骨未计入）。除下颌骨和舌骨以外，其余各骨彼此借缝或软骨牢固连接。颅骨分为上部的脑颅骨和下部的面颅骨，二者以眶上缘和外耳门上缘的连线为分界线。

（1）脑颅骨（见图 2-4）。脑颅骨由 8 块骨组成，其中不成对的有额骨、筛骨、蝶骨和枕骨，成对的有颞骨和顶骨，它们共同构成颅腔。颅腔的顶是穹窿形的颅盖，由额骨、枕骨和顶骨构成。颅腔的底由中部的蝶骨、后方的枕骨、两侧的颞骨、前方的额骨和筛骨构成。筛骨只有一小部分参与构成脑颅骨，其余构成面颅骨。

（2）面颅骨（见图 2-5）。面颅骨由 15 块骨组成，成对的有上颌骨、颧骨、鼻骨及下鼻甲等，不成对的有下颌骨等。面颅骨围成眶腔、鼻腔和口腔。

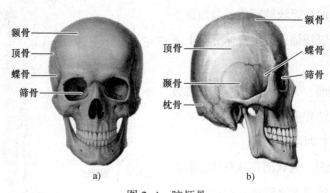

图 2-4 脑颅骨

a）正面观 b）侧面观

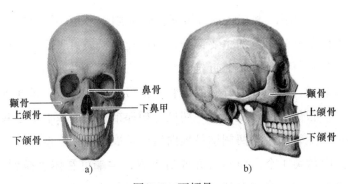

图 2-5　面颅骨

a）正面观　b）侧面观

2. 躯干骨

躯干骨包括 24 块椎骨、1 块骶骨、1 块尾骨、1 块胸骨和 12 对肋骨，它们分别参与脊柱（见图 2-6）、骨性胸廓和骨盆的构成。

（1）椎骨。椎骨在幼年时为 32 或 33 块，分为颈椎 7 块、胸椎 12 块、腰椎 5 块、骶椎 5 块、尾椎 3~4 块。成年后 5 块骶椎长合成骶骨，3~4 块尾椎长合成尾骨。

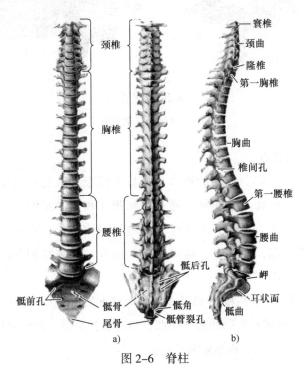

图 2-6　脊柱

a）脊柱前面及后面观　b）脊柱侧面观

1）椎骨的一般形态。椎骨由前方短圆柱形的椎体、后方板状的椎弓以及后方的突起组成。椎体是椎骨负重的主要部分，内部充满松质，表面的密质较薄，上下面皆粗糙，借椎间纤维软骨与邻近椎骨相接。椎体后面微凹陷，与椎弓共同围成椎孔。各椎孔相通，构成容纳脊髓的椎管。椎弓是弓形骨板，紧连椎体的缩窄部分，称椎弓根。根的上、下线各有一切迹，相邻椎骨的上、下切迹共同围成椎间孔，有脊神经和血管通过。两侧椎弓根向后内扩展变宽，称椎弓板。由椎弓发出7个突起，其中棘突1个，伸向后方或后下方，尖端可在体表摸到。横突2个，成对，伸向两侧。棘突和横突都是肌和韧带的附着处。关节突2对，在椎弓根与椎弓板结合处分别向上、下方突起，即上关节突和下关节突，相邻关节突构成关节突关节，如图2-7所示。

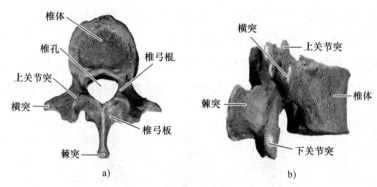

图 2-7　椎骨

a）上面观　b）侧面观

2）各部椎骨的特点

①颈椎（见图2-8）。颈椎的椎体小，呈椭圆形，椎孔较大呈三角形，横突根部有横突孔，有血管（椎动脉）通过。除第1和第7颈椎外，其余颈椎棘突末端分叉。寰椎（第1颈椎）由前弓、后弓和侧块构成。枢椎（第2颈椎）椎体上方有一指状突起，称齿突。隆椎（第7颈椎）棘突特别长，呈水平状，末端不分叉，形成结节。

②胸椎（见图2-9）。胸椎的12个椎体从上到下依次渐大，椎体两外侧面的后方上下各有一浅凹，分别称上肋凹和下肋凹，与肋头相关节。横突尖有一凹面，称横突肋凹，与肋结节相关节。胸椎棘突呈瓦状。

③腰椎（见图2-10）。腰椎椎体厚大。棘突呈板状水平向后。上下关节突的关节面呈矢状位。

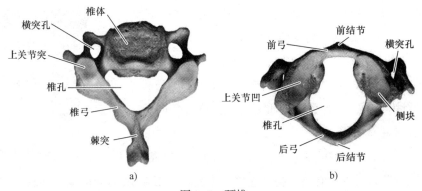

图 2-8 颈椎

a）颈椎的上面观 b）寰椎上面观

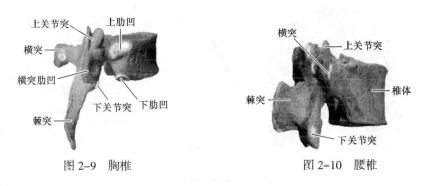

图 2-9 胸椎 图 2-10 腰椎

（2）骶骨（见图 2-11）。骶骨构成骨盆后壁，由 5 个骶椎合成。骶骨呈三角形，底下向上，称骶骨底，与第 5 腰椎相关节。尖朝下，称骶骨尖，接尾骨。骶骨两侧上方有耳状面，与髂骨相关节。骶骨前面光滑，有 4 对骶前孔；后面粗糙，有 4 对骶后孔。孔内有神经和血管通过。

（3）尾骨（见图 2-11）。尾骨由 4 块退化的尾椎融合而成，呈三角形，上接骶骨，下端游离。

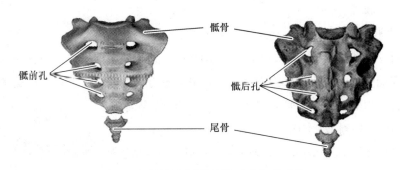

图 2-11 骶骨和尾骨的前面观和后面观

（4）胸骨（见图2-12）。胸骨位于胸前壁正中，前凸后凹，可分胸骨柄、胸骨体和剑突3个部分。胸骨柄上宽下窄，上端中间凹陷为颈静脉切迹。胸骨柄与胸骨体连接处微向前突，称胸骨角，可在体表扪到，两侧平对第2肋，是计数肋的重要标志。胸骨角向后平对第2胸椎体下缘。

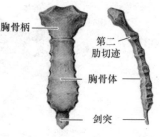

图 2-12　胸骨的前面和侧面观

（5）肋骨（见图2-13）。肋由肋骨与肋软骨组成，共12对。第1~7对肋前端与胸骨连接，称真肋。第8~10对肋前端借肋软骨与上位肋软骨连接，形成肋弓，称假肋。第11~12对肋前端游离于腹壁肌层中，称浮肋。

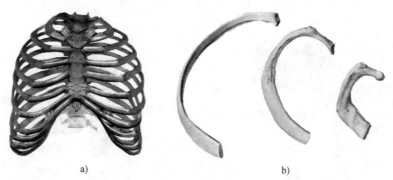

图 2-13　肋骨

a）肋骨整体观　b）单个肋骨

3. 四肢骨

四肢骨包括上肢骨和下肢骨。四肢骨分别由上、下肢带骨和自由肢骨组成。上、下肢骨的数目和排列方式基本相同。由于人体直立，上肢成为灵活的劳动器官，下肢起到支持和移位的作用。因而，上肢骨纤细、轻，下肢骨粗大、坚固。

（1）上肢骨

1）上肢带骨

①锁骨（见图2-14）。锁骨呈"~"形弯曲，架于胸廓前上方，呈扁平状。全长可在体表扪到，内端粗大，为胸骨端，有关节面与胸骨柄相关节；外端扁平，为肩峰端，有小关节面与肩胛骨肩峰相关节。内侧2/3突向前，呈三棱棒形，外侧1/3突向后。

②肩胛骨（见图2-15）。肩胛骨为三角形扁骨，贴于胸廓后外面，介于第2到第7肋骨之间。腹侧面（前面）与

图 2-14　锁骨整体观

肋面和胸廓相对，为一大浅窝，称肩胛下窝。背侧面有一横嵴，称肩胛冈。冈上、下方的浅窝，分别称冈上窝和冈下窝。肩胛冈向外侧延伸的扁平突起，称肩峰，与锁骨外侧端相接。肩胛骨下角平对第7肋或第7肋间隙，为计数肋的标志。肩胛冈、肩峰、肩胛骨下角、内侧缘及喙突都可在体表扪到。

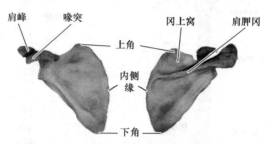

图 2-15　肩胛骨的前面观和后面观

2）自由上肢骨

①肱骨（见图 2-16）。肱骨分一体及上、下两端。上端有朝向上、后、内方向的呈半球形的肱骨头，与肩胛骨的关节盂相关节。肱骨头的外侧和前方有隆起的大结节和小结节，向下各延伸一嵴，称大结节嵴和小结节嵴。两结节间有一纵沟，称结节间沟。肱骨体中部外侧面有粗糙的三角肌粗隆。后面中部，有一自内上斜向外下的浅沟，称桡神经沟，桡神经和肱动脉沿此沟经过，肱骨中部骨折可能伤及桡神经。下端较扁，外侧部前面有半球状的肱骨小头，与桡骨相关节。内侧部有滑车状的肱骨滑车，与尺骨形成关节。滑车前面上方有一窝，称冠突窝，肱骨滑车后面上方有一窝，称鹰嘴窝，伸肘时容纳尺骨鹰嘴。肱骨小头外侧和滑车内侧各有一突起，分别称外上髁和内上髁。内上髁后方有一浅沟，称尺神经沟，尺神经由此经过。肱骨大结节和内、外上髁都可在体表扪到。

②桡骨（见图 2-17）。桡骨位于前臂外侧部，分一体两端。上端膨大称桡骨头，桡骨头上面的关节凹与肱骨小头相关节，周围的环状关节面与尺骨相关节。桡骨下端外侧向下突出，称茎突。下端内面有关节面，称尺切迹，与尺骨头相关节，下面有腕关节面与腕骨相关节。桡骨茎突和桡骨头在体表可扪到。

③尺骨（见图 2-17）。尺骨居前臂内侧，分一体两端。上端粗大，前面有一半圆形深凹，称滑车切迹，与肱骨滑车相关节。切迹后上方的突起称鹰嘴，前下方的突起称冠突。尺骨下端为尺骨头，其前面、外面、后面有环状关节面与桡骨的尺切迹相关节，下面光滑，借三角形的关节盘与腕骨隔开。尺骨头后内侧的锥状突起，称

尺骨茎突。在正常情况下，尺骨茎突比桡骨茎突约高 1 cm。鹰嘴、尺骨头和茎突都可在体表扪到。

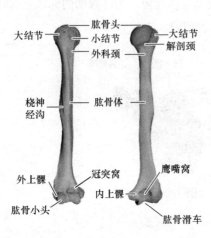

图 2-16　肱骨的前面观和后面观

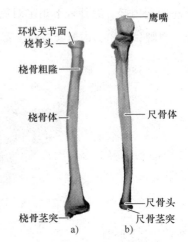

图 2-17　桡骨和尺骨

a）桡骨　b）尺骨

④手骨（见图 2-18）。手骨包括腕骨、掌骨和指骨。腕骨有 8 块，排成近远二列。近侧列由桡侧向尺侧为手舟骨、月骨、三角骨和豌豆骨。远侧列为大多角骨、小多角骨、头状骨和钩骨。掌骨有 5 块，由桡侧向尺侧，为第 1~5 掌骨。近端为底，接腕骨，远端为头，接指骨，中间部为体。指骨属长骨，共 14 块。拇指有 2 节，其余各指为 3 节，为近节指骨、中节指骨和远节指骨。每节指骨的近端为底，中间部为体，远端为滑车。

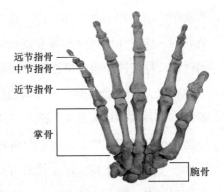

图 2-18　手骨整体观

（2）下肢骨

1）下肢带骨。髋骨（见图 2-19）是不规则骨，有朝向下、外的深窝，称髋臼，下部有一大孔，称闭孔。左右髋骨与骶骨、尾骨组成骨盆。髋骨由髂骨、耻骨和坐骨组成，三骨会合于髋臼，16 岁左右完全融合。髂骨构成髋骨上部，其中最高点称为髂嵴，髂嵴前端为髂前下棘，后端为髂后下棘，它们都是重要的体表标志。坐骨构成髋骨下部，分坐骨体和坐骨支。坐骨体与坐骨支移行处的后部是粗糙的隆起，为坐骨结节，是坐骨最低部，可在体表扪到。耻骨构成髋骨前下部，分体和上、下二支 3 个部分。耻骨上支上面有一条锐嵴，称耻骨梳，向后移行于弓状线，向前终于耻骨结节，是重要的体表标志。

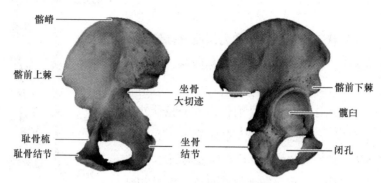

图 2-19 髋骨的前面观和后面观

2）自由下肢骨

①股骨（见图 2-20）。股骨是人体最长、最结实的长骨，长度约为体高的 1/4，分一体两端。上端有朝向内上的股骨头，与髋臼相关节。头下外侧的狭细部称股骨颈，颈与体连接处上外侧的方形隆起，称大转子，内下方的隆起，称小转子。大转子是重要的体表标志，可在体表扪到。股骨下端有两个向后突出的膨大，为内侧髁和外侧髁。内、外侧髁的前面、下面和后面都是光滑的关节面。两髁前方的关节面彼此相连，形成髌面，与髌骨相接；两髁之间的深窝称髁间窝。两髁侧面最突起处，分别为内上髁和外上髁，它们都是在体表可扪到的重要标志。

②髌骨（见图 2-21）。髌骨是人体最大的籽骨，位于股骨下端前面、股四头肌腱内，上宽下尖，前面粗糙，后面为关节面，与股骨髌面相关节。髌骨可在体表扪到。

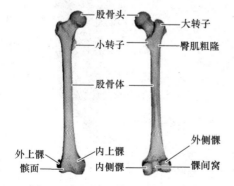

图 2-20 股骨的前面观和后面观

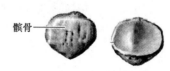

图 2-21 髌骨的前面观和里面观

③胫骨（见图 2-22）。胫骨位于小腿内侧，是粗大的长骨，分一体两端。上端膨

大，向两侧突出，形成内侧髁和外侧髁。两髁上关节面之间的粗糙小隆起，称髁间隆起。上端前面的隆起称胫骨粗隆。内、外侧髁和胫骨粗隆于体表可扪到。胫骨体呈三棱柱状，较锐的前缘和内侧面直接位于皮下。下端稍膨大，其内下有一突起，称内踝，可在体表扪到。

④腓骨（见图2-22）。腓骨细长，位于胫骨外后方，分一体两端。上端稍膨大，称腓骨头，下端膨大，形成外踝，腓骨头和外踝都可在体表扪到。

⑤足骨（见图2-23）。足骨包括跗骨、跖骨和趾骨。跗骨有7块，属短骨，分前、中、后三列。后列

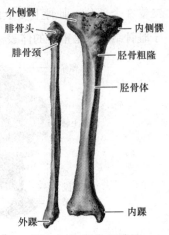

图 2-22 胫骨和腓骨

包括上方的距骨和下方的跟骨，中列为位于距骨前方的足舟骨，前列为内侧楔骨、中间楔骨、外侧楔骨和跟骨前方的骰骨。跟骨结节、舟骨粗隆是重要的体表标志。跖骨有5块，为第1~5跖骨，形状和排列大致与掌骨相当，但比掌骨粗大，第5跖骨粗隆，在体表可扪到。趾骨有14块。

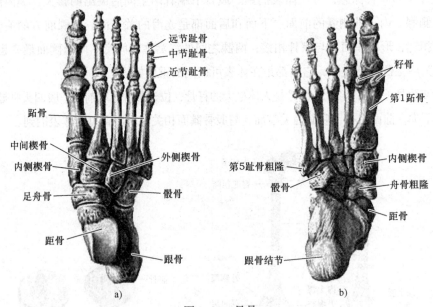

图 2-23 足骨

a）足骨上面观　b）足骨下面观

二、关节

1. 关节的基本构造

关节（见图 2-24）包括关节面、关节囊和关节腔。关节面构成关节的各相关骨的接触面，凸者称为关节头，凹者称为关节窝。关节面表面均覆盖软骨，称关节软骨，多数由透明软骨构成，表面光滑，深部则与关节面紧密相连。关节软骨具有弹性，能承受负荷和吸收振动，减轻运动时的振动和冲击。关节囊是纤维结缔组织膜构成的囊，附着在关节面周围及其附近的骨面上，并与骨膜融合，密闭关节腔，可分为内（滑膜层）、外（纤维层）两层。关节腔是软骨和关节囊滑膜层共同围成的密闭腔隙，腔内含少量滑液，可减少关节活动时关节面之间的摩擦。关节腔内为负压，对维持关节的稳定起一定作用。

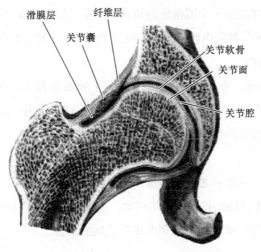

图 2-24　关节（髋关节）的主要结构

2. 关节的辅助结构

关节的辅助结构包括韧带和关节内软骨。韧带是相邻两骨之间的致密纤维结缔组织束，可加强关节的稳固性。关节内软骨是存在于关节腔内的纤维软骨，有关节盘、关节唇两种形态，如图 2-25 和图 2-26 所示。

3. 关节的运动形式

（1）屈和伸。屈和伸是关节沿冠状轴进行的运动。运动时，两骨之间的角度发生变化，角度变小称为屈，角度增大称为伸。

（2）内收和外展。内收和外展是关节沿矢状轴进行的运动。运动时，骨向正中矢状面靠拢，称收或内收；骨远离身体正中矢状面，称展或外展。

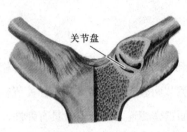

图 2-25　关节盘

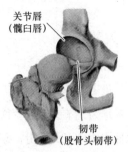

图 2-26　关节唇和韧带

（3）旋内和旋外。旋内和旋外是关节沿垂直轴进行的运动，统称旋转。骨向前内侧旋转，称旋内；骨向后外侧旋转，称旋外。

（4）环转运动。环转运动即关节头在原位转动，骨（肢体）的远侧端做圆周运动，运动时全骨（肢体）描绘出一个圆锥形的轨迹。能沿二轴以上运动的关节均可做环转运动，实际为屈、外展、伸和内收的依次连续运动，如肩、髋、桡腕关节等的运动。

4. 各部位关节结构

（1）躯干骨的连接。躯干骨的 24 块椎骨、1 块骶骨和 1 块尾骨借骨连接形成脊柱，构成人体的中轴，上承托颅，下接下肢带骨。12 块胸椎、12 对肋、胸骨和它们之间的骨连接共同形成胸廓。

1）脊柱

①椎骨间的连接。各椎骨之间借韧带、软骨和滑膜关节相连，可分为椎体间连接和椎弓间连接。其中椎体间的连接是借椎间盘、前纵韧带和后纵韧带相连，如图 2-27 所示。椎弓间的连接包括椎弓板之间和各突起之间的连接。

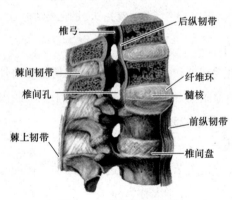

图 2-27　椎骨间的连接

②椎间盘（见图 2-28）。椎间盘是连接相邻两个椎体的纤维软骨盘，由两部分构

成，中央部为髓核，是柔软而富有弹性的胶状物质，为胚胎时脊索的残留物。周围部为纤维环，由多层纤维软骨环按同心圆排列组成，富于韧性，牢固连接各椎体上、下面，保护髓核并限制髓核向周围膨出。椎间盘既坚韧又富弹性，具有"弹性垫"样的缓冲作用，并允许脊柱做各个方向的运动。23 个椎间盘的厚薄不同，其中胸部最薄，颈部较厚，腰部最厚，所以颈、腰椎活动度较大。

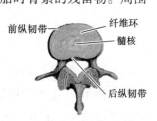

图 2-28 椎间盘

③前纵韧带和后纵韧带（见图 2-27）。前纵韧带位于椎体前面，宽而坚韧，上至枕骨大孔前缘，下达第 1 或第 2 骶椎体，其纤维与椎体及椎间盘牢固连接，有防止脊柱过度后伸和椎间盘向前脱出的作用。后纵韧带位于椎体后面，窄而坚韧，起自枢椎并与覆盖枢椎体的覆膜相续，向下达骶管，与椎间盘纤维环及椎体上下缘紧密连接，而与椎体结合较为疏松，有限制脊柱过度前屈的作用。

④黄韧带（见图 2-29）。黄韧带是连接相邻两椎弓板的韧带，由黄色的弹力纤维构成。黄韧带将一系列叠瓦状椎板连为一体，围成椎管，并有限制脊柱过度前屈的作用。

⑤棘间韧带和棘上韧带（见图 2-30）。棘间韧带位于相邻各棘突之间，前接黄韧带，后方移行于棘上韧带和项韧带。棘上韧带是连接胸、腰、骶椎各棘突尖的纵形韧带，其前方与棘间韧带融合，与棘间韧带一样，有限制脊柱前屈的作用。在颈部，从颈椎棘突尖向后扩展成三角形板状的弹性膜称项韧带，起肌间隔作用，供肌肉附着，向上附着于枕外隆凸及枕外嵴，向下达第 7 颈椎棘突并续于棘上韧带。

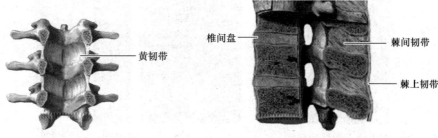

图 2-29 黄韧带   图 2-30 棘间韧带和棘上韧带

⑥横突间韧带。横突间韧带是连接相邻椎骨的横突之间的韧带。

⑦关节突关节（见图 2-31）。关节突关节由相邻椎骨的上、下关节突的关节面构成，属平面关节，只能做轻微滑动，但各椎骨之间的运动总和却很大。

2）脊柱的整体观及其运动。成人脊柱长约70 cm，女性略短，其长度可因姿势不同而略有差异，静卧比站立时可长出2~3 cm，这是由于站立时椎间盘被压缩所致。椎间盘的总厚度约占脊柱全长的1/4，老人因椎间盘变薄，脊柱会变短。脊柱从前面观，可见椎体自上而下逐渐加宽，以第2骶椎为最宽，这与椎体的负重逐渐增加有关。自骶骨耳状面以下，由于重力经髋骨传至下肢骨，椎体已无承重意义，体积也逐渐缩小。

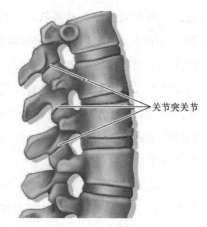
图 2-31　关节突关节

从前面观察脊柱，正常人的脊柱有轻度侧屈，惯用右手的人，脊柱上部略突向右侧，下部则代偿性地略突向左侧，如图2-32所示。从后面观察脊柱，可见所有椎骨棘突连贯形成纵嵴，位于背部正中线上。颈椎棘突短而分叉，近水平位。胸椎棘突细长，斜向后下方，呈叠瓦状。腰椎棘突呈板状，水平伸向后方。脊柱侧面观，可见成人脊柱有颈、胸、腰、骶4个生理性弯曲，如图2-33所示。其中，颈曲和腰曲突向前，胸曲和骶曲突向后。脊柱的这些弯曲增大了脊柱的弹性，从而保护脑和胸腹腔脏器，对维持人体的重心稳定和减轻振动有重要意义。

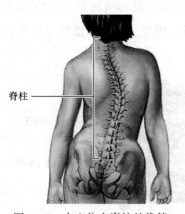
图 2-32　右立位人脊柱的代偿

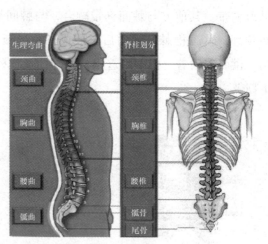
图 2-33　脊柱的四个生理弯曲

胸曲和骶曲突向后方，在胚胎时已形成；颈曲和腰曲突向前，是在出生后获得的。当婴儿开始抬头时，出现颈曲，开始坐起和站立时，出现腰曲。脊柱的每一个弯曲，都有它的机能意义，颈曲支持头的抬起，腰曲使身体重心垂线后移以维持身体的前后平衡，保持直立姿势，加强稳固性，而胸曲和骶曲突向后，在一定意义上扩大了胸腔和盆腔的容积。

脊柱除支持身体，保护脊髓、脊神经和内脏外，还有很大的运动性，虽然相邻两椎骨之间的活动有限，但整个脊柱的活动范围较大，可作屈、伸、侧屈、旋转和环转运动。脊柱各部的运动性质和范围不同，这主要取决于关节突关节的方向和形状、椎间盘的厚度、韧带的位置及厚薄等，也与年龄、性别和锻炼程度有关。

3）胸廓。胸廓由 12 块胸椎、12 对肋、1 块胸骨和它们之间的连接共同构成。构成胸廓的主要关节有肋椎关节和胸肋关节。

①肋椎关节。肋椎关节是肋骨与胸椎之间构成的关节，包括肋头关节和肋横突关节。

肋头关节（见图 2-34）由肋头的关节面与相应的胸椎体的肋凹构成，属于微动平面关节，有短韧带加强。肋横突关节（见图 2-34）由肋结节关节面与相应的横突肋凹构成，也属微动平面关节，有韧带加强。这两个关节在功能上是联合关节，运动时肋骨沿肋头至肋结节的轴线旋转，使肋的前部上升或下降，以增大或缩小胸廓前后径和横径，从而改变胸腔的容积。

②胸肋关节。胸肋关节由肋软骨与胸骨相应的肋切迹构成（第 2~7 对肋骨），属微动关节，如图 2-35 所示。第 1 肋与胸骨柄之间为软骨结合，第 8~10 肋软骨的前端不直接与胸骨相连，而依次与上位肋软骨形成软骨间关节，因此，在两侧各形成一个肋弓，第 11 肋和第 12 肋的前端游离于腹壁肌肉之中。

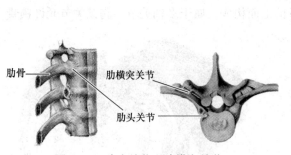

图 2-34　肋头关节和肋横突关节

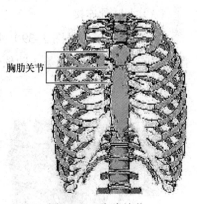

图 2-35　胸肋关节

③胸廓的整体观及其运动。成人胸廓近似圆锥形，如图 2-36 和图 2-37 所示。前后径小于横径，上窄下宽，容纳胸腔脏器。胸廓有上、下两口和前、后、外侧壁。胸廓上口较小，由胸骨上缘、第 1 肋和第 1 胸椎体围成，是胸腔与颈部的通道。由

于胸廓上口的平面与第 1 肋的方向一致，故胸骨柄上缘约平对第 2 胸椎体下缘。胸廓下口宽而不整，由第 12 胸椎、第 12 及第 11 对肋前端、肋弓和剑突围成。剑突尖约平对第 10 胸椎下缘。胸廓除保护、支持功能外，主要参与呼吸运动。吸气时，在肌肉的作用下，肋的前部抬高（左右扩大），伴以胸骨上升，加大了胸廓的容积。呼气时，在重力和肌肉的作用下，胸廓做相反的运动，使胸腔容积减小。

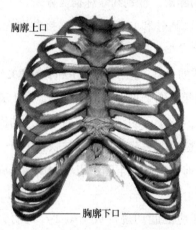

图 2-36　胸廓整体观

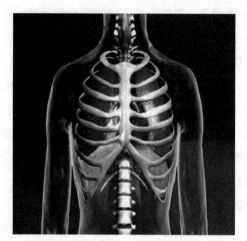

图 2-37　胸廓在人体中的位置

（2）颅骨的连接。颞下颌关节（见图 2-38）由下颌骨的下颌头与颞骨的下颌窝构成。关节囊松弛，囊的前部较薄弱，因此，下颌关节易向前脱位。

（3）上肢骨连接

1）胸锁关节（见图 2-39）。胸锁关节是躯干连接上肢的唯一关节，由锁骨的胸骨端与胸骨的锁切迹及第 1 肋软骨的上面构成，属于多轴关节。胸锁关节允许锁骨

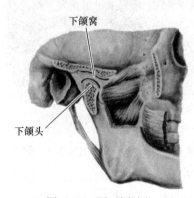

图 2-38　颞下颌关节

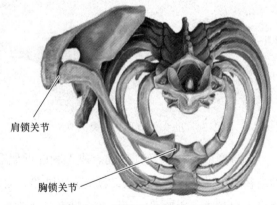

图 2-39　胸锁关节和肩锁关节

外侧端向前、向后运动 20°~30°，向上、向下运动约 60°，并绕冠状轴做微小的旋转和环转运动。胸锁关节的活动度虽小，但以此为支点，上肢的活动范围扩大了。

2）肩锁关节（见图 2-39）。肩锁关节由肩峰端与肩峰的关节面构成，属于平面关节，是肩胛骨活动的支点。

3）喙肩韧带（见图 2-40）。喙肩韧带连于肩胛骨的喙突与肩峰之间，它与喙突、肩峰共同构成喙肩弓，架于肩关节上方，有防止肱骨头向上脱位的作用。

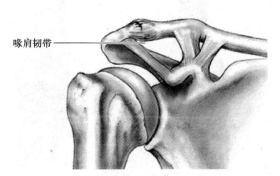

图 2-40　喙肩韧带

4）肩关节（见图 2-41）。肩关节有广义和狭义之说。广义的肩关节是胸锁关节、肩锁关节、肩胛胸壁关节和盂肱关节的合称，狭义的肩关节单指盂肱关节，此处的肩关节指狭义的肩关节。肩关节由肱骨头与肩胛骨关节盂构成。关节盂浅而小，仅容纳肱骨头的 1/4~1/3。肩关节为全身最灵活的关节，属球窝关节，可做三轴性运动，即冠状轴上的屈、伸，矢状轴上的收、展，垂直轴上的旋内、旋外及环转运动。

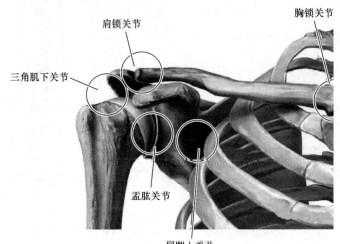

图 2-41　肩关节

5）肘关节（见图2-42）。肘关节是肱骨下端与尺骨、桡骨上端构成的复关节，包括三个关节：肱尺关节（由肱骨滑车和尺骨滑车切迹构成）、肱桡关节（由肱骨小头和桡骨关节凹构成）和桡尺近侧关节（由桡骨环状关节面和尺骨桡切迹构成）。肘关节的运动以肱尺关节为主，肱尺关节属滑车关节，主要进行冠状轴上的屈、伸运动，屈、伸范围可达140°。

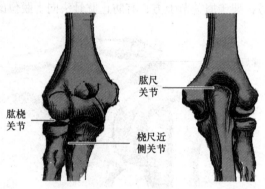

图2-42 肘关节

6）桡尺关节。桡骨、尺骨借桡尺近侧关节（见图2-43）、桡尺远侧关节和前臂骨间膜（见图2-44）相连。桡尺近侧和远侧关节是联合关节，属于车轴关节。前臂可沿旋转轴作旋转运动。

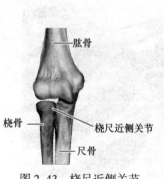

图2-43 桡尺近侧关节

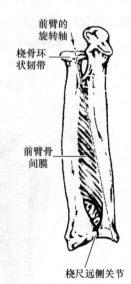

图2-44 桡尺远侧关节和前臂骨间膜

7）手部关节（见图2-45）。手部关节包括桡腕关节、腕骨间关节、腕掌关节、掌骨间关节、掌指关节和指间关节。

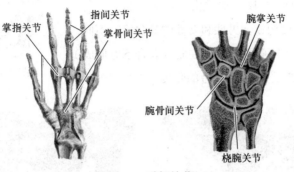

图 2-45　手部关节

（4）下肢骨连接

1）骶髂关节（见图2-46）。骶髂关节由骶骨和髂骨的耳状面构成，关节面凹凸不平，彼此结合很紧密。髋骨靠强大的韧带将其与脊柱之间的连接加固，如髂腰韧带、骶结节韧带、骶棘韧带等，如图2-47所示。

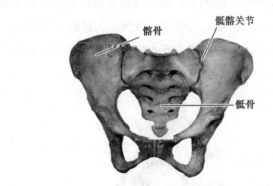

图 2-46　骶髂关节

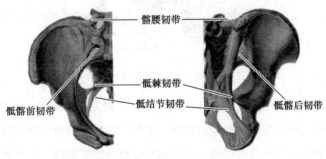

图 2-47　骶髂关节周边韧带

2）耻骨联合（见图2-48）。耻骨联合由两侧耻骨联合面借纤维软骨构成的耻骨间盘连接构成。

3）骨盆（见图2-49）。骨盆由左右髋骨和骶、尾骨以及其间的骨连接构成。男性和女性的骨盆略有不同，其中男性耻骨弓（两侧耻骨降支在耻骨联合下方形成）的角度为70°~75°，女性耻骨弓的角度为90°~100°。

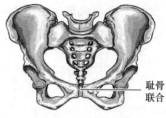

图2-48　耻骨联合

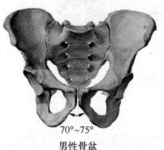

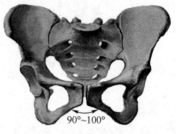

男性骨盆　　女性骨盆

图2-49　男性骨盆和女性骨盆

4）髋关节（见图2-50）。髋关节由髋臼与股骨头构成，是典型的杵臼关节。髋关节可做三轴运动，即在冠状轴上的前屈、后伸，矢状轴上的内收、外展，垂直轴上的旋内、旋外，以及环转运动。髋关节的运动幅度远不及肩关节，但其具有较大的稳固性，能适应其支持和下肢行走的功能。

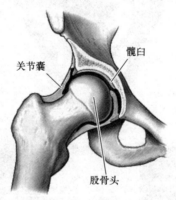

关节囊　髋臼　股骨头

图2-50　髋关节

5）膝关节（见图2-51）。膝关节是人体最大、最复杂的关节，由股骨下端、胫骨上端和髌骨构成。髌骨与股骨的髌面相接，股骨的内、外侧髁分别与胫骨的内、外侧髁相对。膝关节的关节囊薄而松弛，囊内和囊外都有韧带加固，主要韧带有腓侧副韧带、胫侧副韧带、膝交叉韧带（又称十字韧带，分为前交叉韧带和后交叉韧带）。

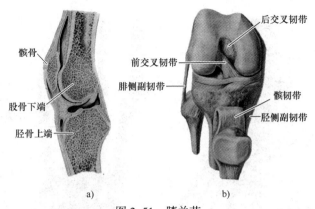

图 2-51　膝关节

a）侧面观　b）前面观

膝关节内有半月板（见图 2-52），在股骨内、外侧髁与胫骨内、外侧髁的关节面之间，分别称内侧半月板和外侧半月板。内侧半月板较大，呈"C"字形，前窄后宽，外缘与关节囊及胫侧副韧带紧密相连。外侧半月板较小，近似"O"字形，与腓侧副韧带不相连。半月板的主要作用：一是增大了关节窝的深度，使膝关节稳固；二是可同股骨的内外侧髁一起对胫骨做旋转运动；三是缓冲压力，吸收振动，起弹性垫作用。

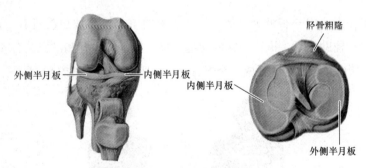

图 2-52　膝关节半月板

6）足部关节（见图 2-53）。足部关节包括距小腿关节、跗骨间关节、跗跖关节、跖趾关节和趾间关节。

三、肌肉

1. 概述

本章论述的肌肉都属于横纹肌，附着于骨骼，可随人的意志而收缩，所以又称骨骼肌或随意肌。还有少数骨骼肌附着于皮肤，称为皮肌，如面部的表情肌、颈部的颈阔肌等。

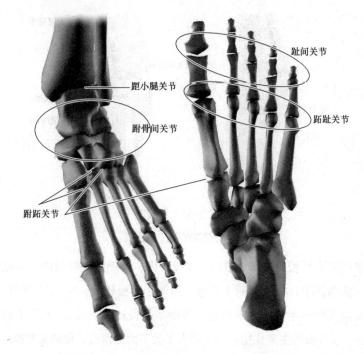

图 2-53　足部关节

　　骨骼肌在人体内分布极为广泛，约占体重的 40％。每块肌都具有一定的形态、结构、位置和辅助结构，执行一定的功能，且有丰富的血管和淋巴管分布，接受神经的支配，所以每块肌都可看成一个器官。全身肌肉概览如图 2-54 所示。

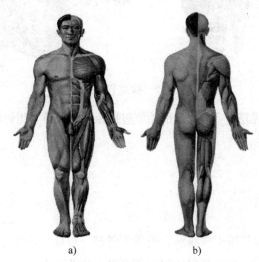

a)　　　　　　　　　b)

图 2-54　全身肌肉概览

a）前面观　b）后面观

2. 肌肉的主要构造

每块骨骼肌都由中间的肌性部分和两端的腱性部分构成。肌性部分主要由肌纤维构成，色红、柔软，具有一定的收缩和舒张功能。腱性部分位于肌性部分的两端，主要由平行致密的胶原纤维束构成，色白、强韧而无收缩功能。肌性部分借腱性部分附着于骨骼，如图 2-55 所示。

3. 肌肉的分类

肌的形态多种多样，按其外形大致可分为长肌（包括多腹肌、二腹肌）、短肌、阔肌和轮匝肌四种，如图 2-56 所示。

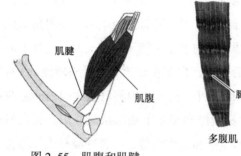

图 2-55　肌腹和肌腱

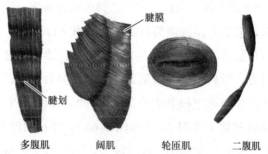

图 2-56　肌肉形态

4. 骨骼肌的分布与功能

（1）头颈肌

1）颈阔肌（见图 2-57）。颈阔肌位于颈部浅筋膜中，为一皮肌，薄而宽阔，起自胸大肌和三角肌表面的筋膜，向上止于口角，作用是拉口角向下，并使颈部皮肤出现皱褶。

2）胸锁乳突肌（见图 2-58 和图 2-59）。胸锁乳突肌斜列于颈部两侧，起自胸骨前面和锁骨的胸骨端，二头会合斜向后上方，止于颞骨的乳突，大部分被颈阔肌所覆盖，是一对强有力的肌。其作用是一侧肌收缩可使头向同侧倾斜，脸转向对侧；两侧收缩（后半部）可使头后仰，两侧收缩（前半部）可使头前屈，此外，该肌可上提胸廓，辅助吸气。

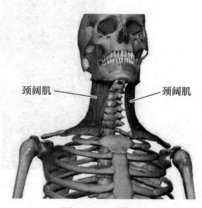

图 2-57　颈阔肌

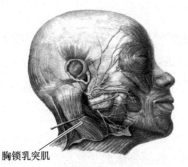

胸锁乳突肌

图 2-58　胸锁乳突肌

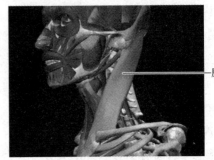

胸锁乳突肌

图 2-59　胸锁乳突肌位置示意图

3）斜角肌（见图 2-60）。斜角肌分为前、中、后斜角肌（见图 2-61）。前斜角肌起自第 3~6 颈椎横突前结节，肌束下行，止于第 1 肋骨内侧中缘。中斜角肌位于前斜角肌后方，起自第 3~7 颈椎横突后结节，向下止于第 1 肋骨上面、锁骨下动脉的后方。后斜角肌起自第 5~7 颈椎横突后结节，向下止于第 2 肋骨外侧面。3 对斜角肌的作用是上提和固定第 1、2 肋，以助吸气。在前、中斜角肌之间的间隙叫作斜角肌间隙（见图 2-61 和图 2-62），臂丛神经和锁骨下动脉从此穿出。斜角肌的主要作用是稳定颈椎，辅助呼吸。不良的生活和工作姿势，以及呼吸模式异常会使斜角肌产生劳损，而斜角肌的劳损是临床上引起颈肩疼痛、落枕、上肢麻木、头前位，以及颈后部出现"富贵包"的原因之一。

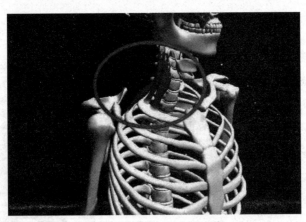

图 2-60　斜角肌位置示意图

4）夹肌（见图 2-63）。夹肌位于颈项部，呈"V"字形，分为头夹肌和颈夹肌。头夹肌起于项韧带和第 7 颈椎至第 3 胸椎棘突，止于颞骨乳突和枕骨上项线的外侧部。颈夹肌在头夹肌的下方，起于第 3~6 胸椎棘突，止于第 1~3 颈椎横突的后结节。夹肌的主要作用是双侧收缩时头颈部后伸，单侧收缩时颈部侧屈及向同侧旋转。

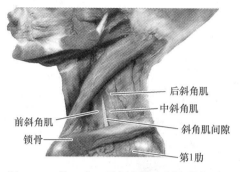

后斜角肌
中斜角肌
前斜角肌
斜角肌间隙
锁骨
第1肋

图 2-61　前、中、后斜角肌和斜角肌间隙

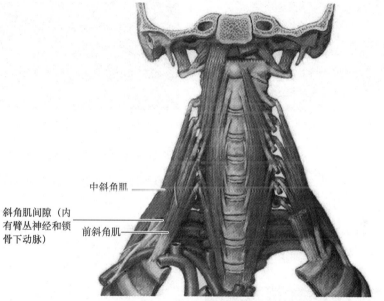

中斜角肌

斜角肌间隙（内
有臂丛神经和锁
骨下动脉）
前斜角肌

图 2-62　斜角肌间隙

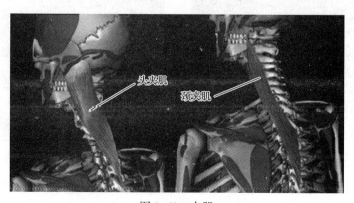

头夹肌
颈夹肌

图 2-63　夹肌

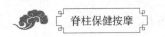

5）枕下肌（见图2-64）。本书所述的枕下肌主要指头后小直肌、头后大直肌、头上斜肌和头下斜肌。

①头后小直肌（见图2-65）。头后小直肌起于寰椎后弓结节，止于枕骨下项线的内侧部，主要功能是使头后伸（仰头）。

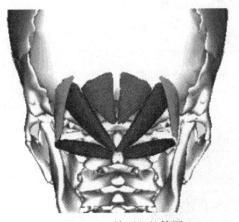

图 2-64　枕下肌整体图

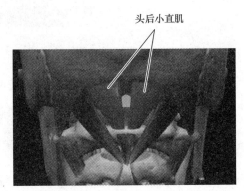

图 2-65　头后小直肌

②头后大直肌（见图2-66）。头后大直肌起于第2颈椎棘突，向下止于枕骨下项线的外侧骨面，主要功能是单侧收缩使头向同侧旋转，双侧同时收缩使头后仰。

③头上斜肌（见图2-67）。头上斜肌起于寰椎横突的上面，止于枕骨上下项线之间，主要功能是单侧收缩使头部侧屈，双侧收缩使头部后伸。

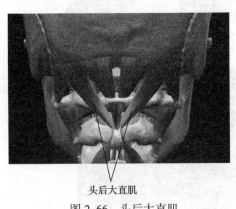

图 2-66　头后大直肌

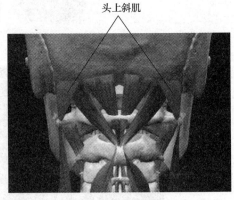

图 2-67　头上斜肌

④头下斜肌（见图2-68）。头下斜肌起于枢椎棘突尖，止于寰椎横突的下后部，主要功能是单侧收缩使头颈部向同侧回旋。

6）半棘肌（见图 2-69 和图 2-70）。半棘肌按部位分为头半棘肌和颈半棘肌，均位于颈后部，在夹肌之下，且在颈最长肌和头最长肌的内侧和棘肌的深面。半棘肌起于第 2 颈椎到第 12 胸椎横突，止于胸、颈椎棘突和枕部上、下项线，主要功能是单侧收缩使头部侧屈并向对侧旋转，双侧收缩使头部后伸。

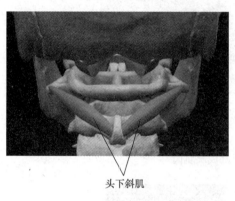

图 2-68　头下斜肌

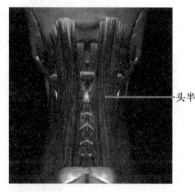

图 2-69　头半棘肌

（2）躯干肌。躯干肌可分为背肌、胸肌、膈肌、腹肌等。

1）背肌。背肌是位于躯干后面的肌群，肌的数目众多，分层排列，可分为浅、深两群。浅群主要为阔肌，如斜方肌、背阔肌、肩胛提肌和菱形肌，它们起自脊柱的不同部位，止于上肢带骨或自由上肢骨，如图 2-71 所示。深群位于棘突两侧的脊柱沟内，可分为数层。浅层有夹肌，主要是长的竖脊肌（见图 2-71）。深层主要是多裂肌和回旋肌，为节段性比较明显的短肌，能运动相邻的椎骨，也能加强椎骨间的连接，如图 2-72 所示。

①斜方肌（见图 2-73）。斜方肌位于项部和背上部的浅层，为三角形的阔肌，左右两侧合在一起呈斜方形，起自上项线、枕外隆凸、项韧带、第 7 颈椎和全部胸椎的棘突，上

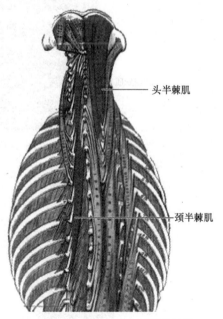

图 2-70　头半棘肌与颈半棘肌

部的肌束斜向外下方，中部的肌束平行向外，下部的肌束斜向外上方，止于锁骨的外侧 1/3 部分、肩峰和肩胛冈，如图 2-74 所示。斜方肌的作用是使肩胛骨向脊柱靠拢，上部的肌束可上提肩胛骨，下部的肌束使肩胛骨下降。如果肩胛骨固定，一侧

肌收缩可使颈向同侧屈、脸转向对侧，两侧同时收缩可使头后仰。

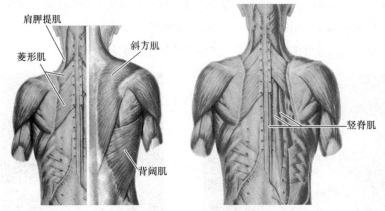

图 2-71　躯干部浅层肌肉

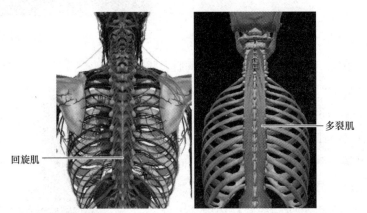

图 2-72　躯干部深层肌肉

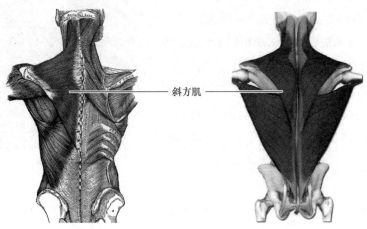

图 2-73　斜方肌

②背阔肌（见图 2-75）。背阔肌是全身最大的扁肌，位于背的下半部及胸的后外侧，以腱膜起自下 6 个胸椎的棘突、全部腰椎的棘突、骶正中嵴及髂嵴后部等处，肌束向外上方集中，以扁腱止于肱骨结节间沟底，如图 2-76 所示。背阔肌的作用是使肱骨内收、旋内和后伸，当上肢上举被固定时，可引体向上，如图 2-77 所示。

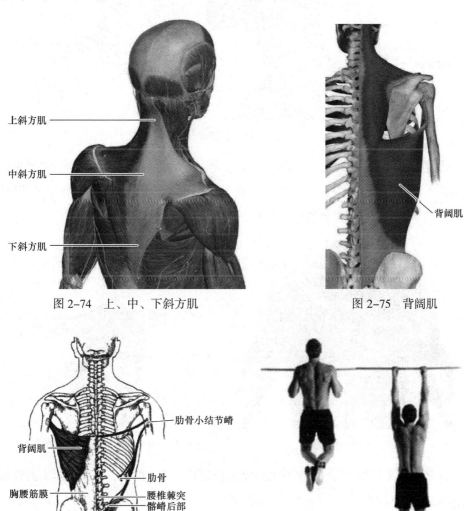

图 2-74　上、中、下斜方肌

图 2-75　背阔肌

图 2-76　背阔肌起止点

图 2-77　背阔肌与引体向上

③肩胛提肌（见图 2-78）。肩胛提肌位于颈部两侧，起自第 1~4 颈椎的横突的后

结节，止于肩胛骨上角。肩胛提肌有上提肩胛骨并使肩胛骨下回旋的作用，当肩胛骨固定时，可使颈向同侧屈并轻度旋转。

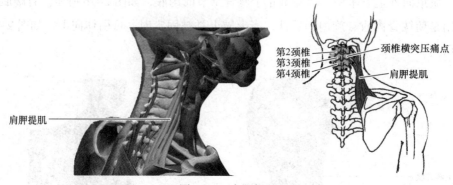

图 2-78　肩胛提肌

④菱形肌（见图 2-79）。菱形肌位于背上部斜方肌的深面，两侧肌合为菱形扁肌，起自第 6~7 颈椎和第 1~4 胸椎的棘突，止于肩胛骨内侧缘。菱形肌的作用是使肩胛骨向脊椎靠拢，使肩胛骨下回旋，如图 2-80 所示。

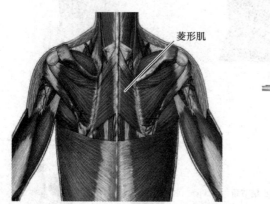

图 2-79　菱形肌

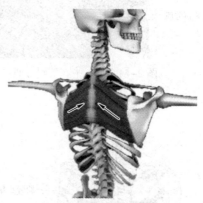

图 2-80　菱形肌的运动示意图

⑤竖脊肌（见图 2-81）。竖脊肌是背肌中最长、最大的肌，纵列于躯干的背面，其深部居于脊柱两侧的沟内。竖脊肌起自骶骨背面和髂嵴的后部，向上分出三群肌束，即棘肌、髂肋肌和最长肌，沿途止于椎骨和肋骨，并到达颞骨乳突。竖脊肌的作用是使脊柱后伸和仰头。

⑥多裂肌（见图 2-82）。多裂肌位于半棘肌深面，起于骶骨背面，腰、胸椎横突和第 4~7 颈椎关节突，止于第 2 颈椎以下全部椎骨棘突，属于背部的稳定性肌肉。腰部的多裂肌最为发达。

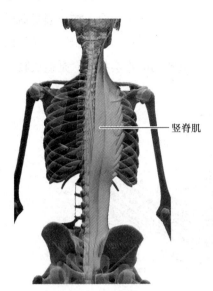

图 2-81　竖脊肌

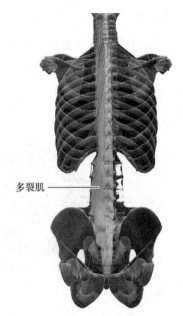

图 2-82　多裂肌

⑦回旋肌（见图 2-83）。回旋肌位于多裂肌深面，起止于上位与下位椎骨的横突与棘突之间，同多裂肌一样，属于背部的稳定性肌肉。多裂肌和回旋肌如图 2-84 所示。此外，背部的深层稳定肌还有横突间肌和棘突间肌。

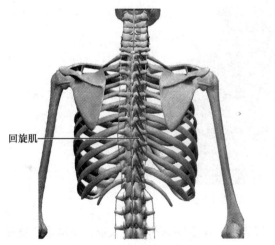

图 2-83　回旋肌

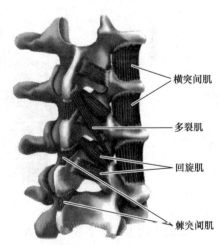

图 2-84　多裂肌和回旋肌

背肌还包括背部筋膜，主要是胸腰筋膜（见图 2-85），包裹在竖脊肌和腰方肌的周围，在腰部筋膜明显增厚，可分为浅层、中层和深层。浅层位于竖脊肌的浅面（背面观），向内附于棘突的棘上韧带，外侧附于肋角，与背阔肌的腹膜紧密结合，向下附于髂嵴。中层分隔竖脊肌和腰方肌，和浅层在外侧会合，构成竖脊肌鞘。深层覆盖腰方肌的前面，三层筋膜在腰方肌外侧缘会合，作为腹内斜肌和腹横肌的起始部。由于腰部活动幅度大，在剧烈运动中，胸腰筋膜常会扭伤，是造成腰背劳损的病因之一。

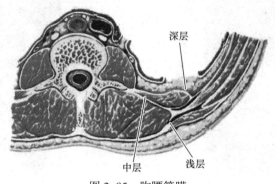

图 2-85　胸腰筋膜

2）胸肌

①锁骨下肌（见图 2-86）。锁骨下肌位于锁骨下方，肌肉内侧至第 1 肋软骨，外侧至锁骨肩峰端的下表面。该肌紧张会限制胸锁关节的运动，导致肩关节活动障碍。

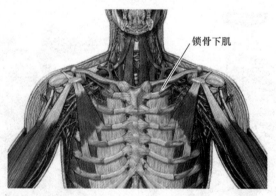

图 2-86　锁骨下肌

②胸大肌（见图 2-87）。胸大肌位置表浅，覆盖胸廓前壁的大部，呈扇形，宽而厚，起自锁骨的内侧半、胸骨和第 1~6 肋软骨等处。各部肌束聚会向外，以扁腱止于肱骨大结节嵴。胸大肌的作用是使肱骨内收、旋内和前屈，如上肢固定则可上提躯干，还可上提肋以助吸气。

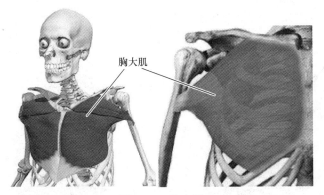

图 2-87 胸大肌

③胸小肌（见图 2-88）。胸小肌位于胸大肌深面，呈三角形，起自第 3~5 肋骨，往上止于肩胛骨的喙突。胸小肌的作用是拉肩胛骨向前下方，当肩胛骨固定时，可上提肋以助吸气。胸大肌与胸小肌比邻关系如图 2-89 所示。

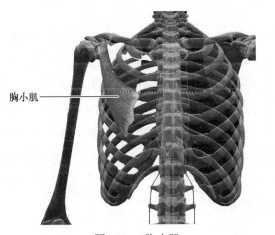

图 2-88 胸小肌

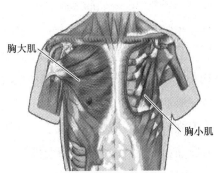

图 2-89 胸大肌与胸小肌比邻关系

④前锯肌（见图 2-90）。前锯肌位于胸壁外侧，有多个起点，肌齿起自第 1~9 肋骨的外侧面，分为三组手指般大小的区域。上面部分附着在第 1 和第 2 肋骨上，中间部分附着在第 2 和第 3 肋骨上，下面部分附着在第 4~9 肋骨上，止于肩胛骨内侧缘和下角的前面。前锯肌的主要功能是近固定时，可使肩胛骨前伸，上回旋，拉肩胛骨向前和紧贴胸廓，下部肌束使肩胛骨下角旋外，助臂上举。

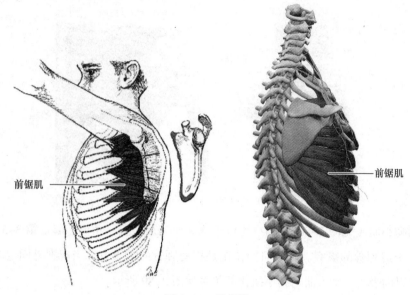

前锯肌

前锯肌

图 2-90　前锯肌

⑤肋间肌（见图 2-91）。肋间肌主要指肋间外肌和肋间内肌，位于肋间隙内，分浅、深两层。浅层的称肋间外肌，肌束方向行向前下；深层称肋间内肌，肌束方向和肋间外肌相反。肋间外肌收缩时可以提肋以助吸气，肋间内肌收缩时可以降肋以助呼气。

3）膈肌（见图 2-92）。膈肌的肌束起自胸廓下口的周缘和腰椎前面，各部肌束均止于中央的中心腱，所以膈肌的外周是肌性部，而中央部分是腱膜。膈肌为主要的呼吸肌，收缩时，膈肌穹窿下降，胸腔容积扩大，以助吸气；松弛时，膈肌穹窿上升恢复原位，胸腔容积减小，以助呼气，如图 2-93 所示。呼气时，膈肌与腹肌同时收缩，则能增加腹压，协助排便、呕吐及分娩等活动。

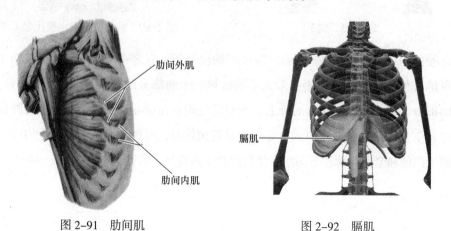

肋间外肌

肋间内肌

膈肌

图 2-91　肋间肌

图 2-92　膈肌

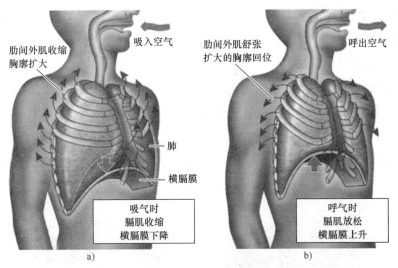

肋间外肌收缩
胸廓扩大

吸入空气

肋间外肌舒张
扩大的胸廓回位

呼出空气

肺

横膈膜

吸气时
膈肌收缩
横膈膜下降

呼气时
膈肌放松
横膈膜上升

a)

b)

图 2-93 膈肌与呼吸

a）吸气 b）呼气

4）腹肌

①腹直肌（见图 2-94）。腹直肌位于腹前壁正中线的两旁，居腹直肌鞘中，为上宽下窄的带形多腹肌，起自耻骨联合和耻骨嵴，肌束向上止于胸骨剑突和第 5~7 肋软骨的前面，自上而下被 3~4 个腱划分割。腹直肌的作用是实现脊柱前屈和骨盆后倾。

②腹内斜肌（见图 2-95）。腹内斜肌位于腹壁两侧，起于腹股沟韧带外侧，髂嵴前一半和胸腰筋膜，止于第 10~12 肋骨，分成前后两层包裹腹直肌，最后止于腹白线。腹内斜肌的作用是骨盆后倾、骨盆向同侧回旋、躯干同侧屈。

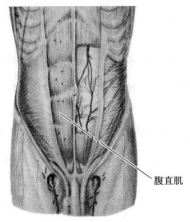

腹直肌

图 2-94 腹直肌

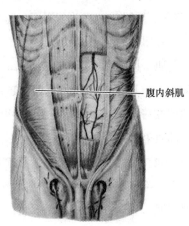

腹内斜肌

图 2-95 腹内斜肌

③腹外斜肌（见图2-96）。腹外斜肌位于腹前外侧部浅层，起于下8对肋骨的外侧面，止于髂棘前部，形成腹股沟韧带，参与构成腹白线。其作用是防止骨盆前倾，单侧收缩骨盆向对侧回旋，躯干同侧屈。

④腹横肌（见图2-97）。腹横肌居腹内斜肌的深面，起自下6个肋骨、胸腰筋膜、髂嵴和腹股沟韧带的外侧1/3段，肌束向前内方横行，移行为腹横肌腱膜，经过腹直肌的后面，参与构成腹直肌鞘后壁，止于腹白线。腹横肌的主要功能是维持腹压，是呼气的主力肌。肌群收缩时，与腹内外斜肌一起增加腹内压以协助排便、分娩、呕吐和咳嗽。

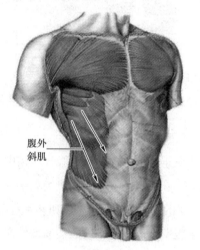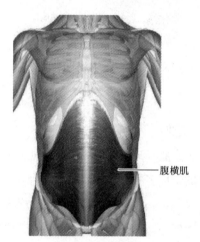

腹外斜肌

腹横肌

图2-96　腹外斜肌　　　　　　　图2-97　腹横肌

（3）上肢肌。上肢肌分为肩肌、上臂肌、前臂肌等。

1）肩肌。肩肌位于肩关节周围，跨过肩关节，主要有三角肌、冈上肌、冈下肌、小圆肌、大圆肌、肩胛下肌。

①三角肌（见图2-98）。三角肌位于肩部，呈三角形。三角肌起自锁骨的外侧段、肩峰和肩胛冈，肌束从前、外、后包裹肩关节，逐渐向外下方集中，止于肱骨体外侧的三角肌粗隆。其作用是，全肌收缩使上臂外展，前部肌束收缩可以使上臂屈和旋内，后部肌束收缩可以使上臂伸和旋外。三角肌前束、中束和后束如图2-99所示。

②冈上肌（见图2-100）。冈上肌起自肩胛骨的冈上窝，肌束向外经肩峰和喙肩韧带的下方，跨过肩关节，止于肱骨大结节的上部。其作用是使上臂外展。

③冈下肌（见图2-101）。冈下肌位于冈下窝内，肌的一部分被三角肌和斜方肌覆盖。冈下肌起自冈下窝，肌束向外经肩关节后面，止于肱骨大结节的中部。其作用是使上臂旋外和后伸。

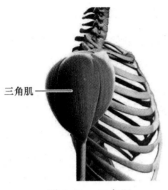

图 2-98　三角肌

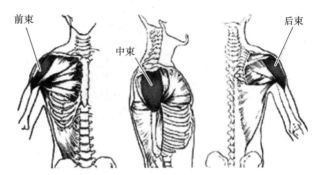

图 2-99　三角肌前束、中束、后束

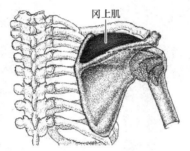

图 2 100　冈上肌

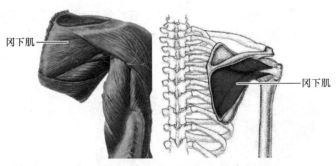

图 2-101　冈下肌

　　④小圆肌（见图 2-102）。小圆肌位于冈下肌的下方，起自肩胛骨外侧缘上 2/3 的背侧面，止于肱骨大结节的下部。其作用是使上臂旋外和后伸。

　　⑤大圆肌（见图 2-103）。大圆肌位于小圆肌的下方，其下缘被背阔肌包绕。大圆肌起自肩胛骨下角的背侧面，肌束向上外方，止于肱骨小结节嵴。其作用是使上臂内收和旋内。囚其作用与背阔肌很相似，也被称为背阔肌的"小助手"。

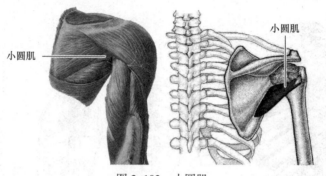

图 2-102　小圆肌

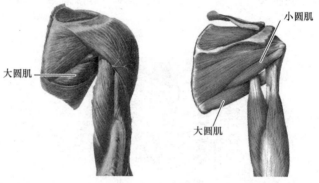

图 2-103　大圆肌

⑥肩胛下肌（见图 2-104）。肩胛下肌位于肩胛骨的前方，起自肩胛下窝，肌束向上经肩关节的前方，止于肱骨小结节。其作用是使上臂内收和旋内。

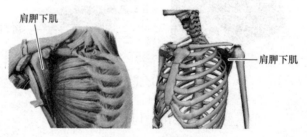

图 2-104　肩胛下肌

2）上臂肌。上臂肌在肱骨的周围，主要包括前方的肱二头肌和后方的肱三头肌。

①肱二头肌（见图 2-105）。肱二头肌位于上臂前侧，有长、短两个头，长头起于肩胛骨的盂上结节，短头起自喙突，两个头合并下行至肱骨下端，止于桡骨粗隆和前臂筋腱膜。其作用是，近固定时，肱二头肌屈肘关节、屈肩关节和上臂旋外，远固定时，使上臂向前臂靠拢。

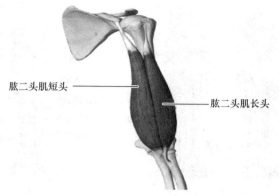

图 2-105 肱二头肌

②肱三头肌（见图 2-106）。肱三头肌位于上臂后侧，有三个头，长头起于肩胛骨的盂下结节，外侧头起于肱骨桡神经沟的外上方，内侧头起于肱骨桡神经沟的内上方，三个头合并下行至肱骨下端，止于尺骨鹰嘴。肱三头肌的作用是，近固定时伸肘关节，伸肩关节，远固定时使上臂在肘关节处与前臂保持直伸。

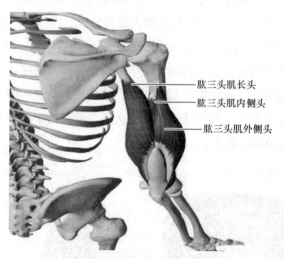

图 2-106 肱三头肌

3）前臂肌（见图 2-107）。前臂肌位于尺、桡骨的周围，分为前（屈肌）、后（伸肌）两群。其中前群有 9 块肌肉，大部分的肌肉起于肱骨内上髁，止于腕骨掌侧或者手骨掌侧。前臂肌群前群的作用是，前臂旋前，屈腕关节，屈指关节。后群有 10 块肌肉，大部分的肌肉起于肱骨上上髁，止于腕骨背侧或者手骨背侧，前臂肌群后群的作用是，前臂旋后，伸腕关节，伸指关节。

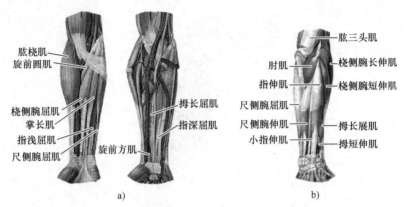

图 2-107　前臂肌

a）前臂肌前群肌肉　b）前臂肌后群肌肉

（4）下肢肌。下肢肌分为髋肌、大腿肌、小腿肌等。

1）髋肌。髋肌主要起自骨盆的内面和外面，跨过髋关节，止于股骨上部，按其所在的部位和作用可分为前后两群。前群肌有髂腰肌和阔筋膜张肌。后群肌主要位于臀部，故又称臀肌，包括臀大、中、小肌和经过髋关节囊后面的其他小肌。

①髂腰肌（见图 2-108）。髂腰肌由腰大肌和髂肌组成。腰大肌起自腰椎体侧面、椎间盘和横突。髂肌呈扇形，位于腰大肌的外侧，起自髂窝。两肌向下相互结合，经腹股沟韧带深面和髋关节的前内侧，止于股骨小转子。髂腰肌的作用是，近固定时双侧收缩，屈髋关节，远固定时双侧收缩，体前屈，骨盆前倾，单侧收缩，躯干同侧屈对侧旋，股骨旋外。在生活中，由于久坐少动，髂腰肌被动缩短，骨盆前倾是导致腰痛的重要原因，如图 2-109 所示。

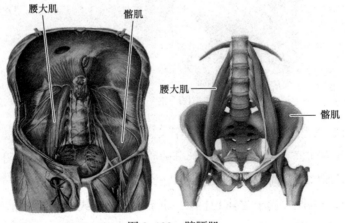

图 2-108　髂腰肌

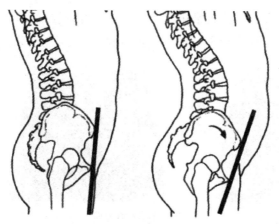

图 2-109　髂腰肌短缩造成骨盆前倾

②阔筋膜张肌（见图 2-110）。阔筋膜张肌位于大腿上部前外侧，起自髂前上棘，肌腹在阔筋膜两层之间，向下移行于髂胫束，止于胫骨外侧髁。其作用是紧张阔筋膜并屈大腿。阔筋膜张肌及毗邻解剖结构如图 2-111 所示。

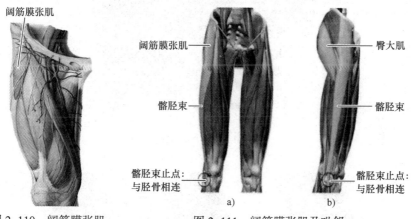

图 2-110　阔筋膜张肌

图 2-111　阔筋膜张肌及毗邻

a）正面图　b）侧面图

③臀大肌（见图 2-112）。臀大肌位于臀部浅层，大而肥厚，覆盖臀中肌下半部及其他髋部的小肌肉。臀大肌起自髂骨翼外面和骶骨背面，肌束斜向下，止于髂胫束和股骨的臀肌粗隆。其作用是使大腿后伸和外旋，下肢固定时能伸直躯干，防止躯干前倾，以维持身体的平衡。臀大肌及毗邻解剖结构如图 2-113 所示。

④臀中肌和臀小肌。臀中肌位于臀大肌的深面，臀小肌位于臀中肌的深面，都呈扇形，皆起自髂骨翼外面，肌束向下集中形成短腱，止于股骨大转子。臀中肌和

臀小肌作用是，两肌共同使大腿外展，其臀中肌的前部肌束能使大腿屈和旋内，后部肌束能使大腿伸和旋外。臀大肌、臀中肌和臀小肌的位置关系如图 2-114 所示。

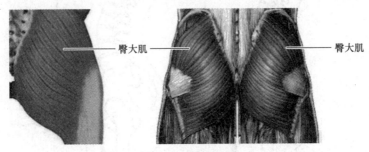

图 2-112　臀大肌

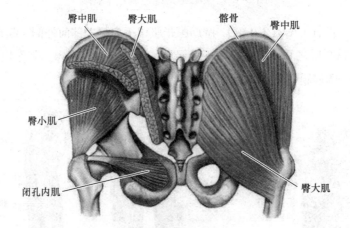

图 2-113　臀大肌及毗邻

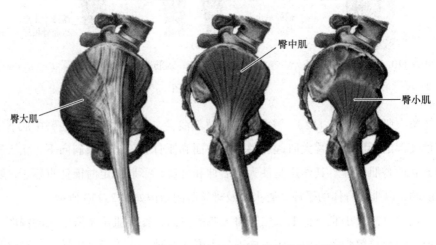

图 2-114　臀大肌、臀中肌和臀小肌的位置关系

⑤梨状肌（见图2-115）。梨状肌起自骶骨前面骶前孔的两侧，出坐骨大孔达臀部，止于股骨大转子。其作用是伸髋关节和大腿旋外。

2）大腿肌。大腿肌位于股骨周围，可分为前群、内侧群和后群。前群有缝匠肌和股四头肌，内侧群主要为内收肌群，包括5块肌肉，后群主要是腘绳肌，包括股二头肌、半腱肌和半膜肌。

①缝匠肌（见图2-116）。缝匠肌呈扁带状，起于髂前上棘，经大腿的前面，转向内侧，止于胫骨上端的内侧面。其作用是屈大腿和屈膝关节，并使已屈的膝关节旋内。

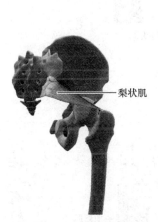

图2-115　梨状肌

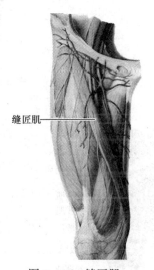

图2-116　缝匠肌

②股四头肌（见图2-117）。股四头肌是全身中体积最大的肌肉，有四个头，股直肌、股内侧肌、股外侧肌和股中间肌。股直肌位于大腿前面，起自髂前下棘；股内侧肌和股外侧肌分别起自股骨粗线内、外侧唇；股中间肌位于股直肌的深面，在股内、外侧肌之间，起自股骨体的前面。四个头向下形成一个腱，包绕髌骨的前面和两侧，继而下延为髌韧带，止于胫骨粗隆。股四头肌是膝关节强有力的伸肌，其中的股直肌还有屈大腿的作用，双侧收缩下固定，还可以使骨盆前倾。

③内侧群（见图2-118）。内侧群有5块肌肉，位于大腿内侧，分层排列。浅层有耻骨肌、长收肌和股薄肌，在耻骨肌和长收肌的深面是短收肌，在上述肌肉的深面是大收肌。内侧群肌均起自闭孔周围的耻骨支、坐骨支和坐骨结节等骨面，除股薄肌止于胫骨上端的内侧、大收肌有一个腱止于股骨内上髁上方的收肌结节外，其他各肌都止于股骨粗线（见图2-119）。内侧群肌的作用是使大腿内收。

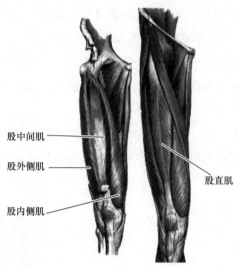

股中间肌
股外侧肌
股内侧肌
股直肌

图 2-117　股四头肌

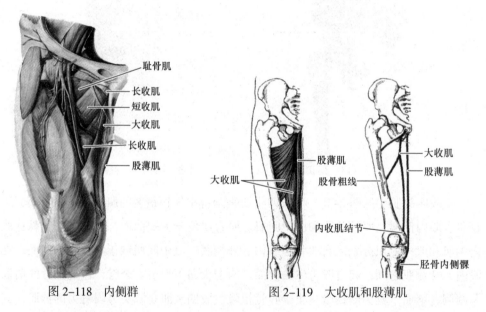

耻骨肌
长收肌
短收肌
大收肌
长收肌
股薄肌

图 2-118　内侧群

大收肌
股薄肌
股骨粗线
内收肌结节
大收肌
股薄肌
胫骨内侧髁

图 2-119　大收肌和股薄肌

④股二头肌（见图 2-120）。股二头肌位于大腿后面的外侧，有长、短两个头。长头起自坐骨结节，短头起自股骨粗线，两头合并后，止于腓骨头。股二头肌的作用是用于屈膝关节、伸大腿，屈膝时股二头肌可以使小腿旋外。

⑤半腱肌和半膜肌（见图 2-121）。半腱肌和半膜肌位于大腿后面的内侧，半腱肌肌腱细长，几乎占肌的一半。半膜肌在半腱肌的深面，此肌的薄腱膜几乎占肌的一半。两肌与股二头肌长头一起起自坐骨结节，半腱肌止于胫骨上端的内侧，半膜

肌止于胫骨内侧髁的后面。半腱肌和半膜肌的作用是，屈膝关节，伸大腿，屈膝时可使小腿旋内。股二头肌与半腱肌和半膜肌的位置关系如图 2-122 所示。

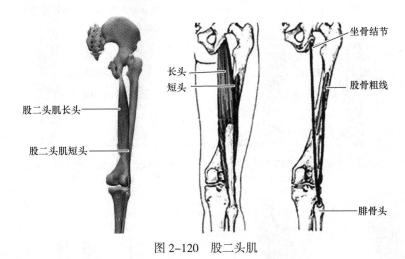

图 2-120　股二头肌

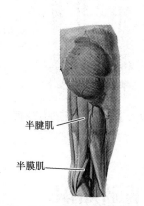

图 2-121　半腱肌与半膜肌

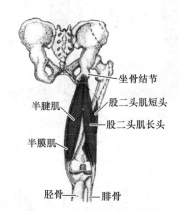

图 2-122　股二头肌与半腱肌和半膜肌的位置关系

3）小腿肌。小腿部的肌肉主要分后侧、外侧和前外侧三群。后侧肌群主要是小腿三头肌，包括浅层的腓肠肌和比目鱼肌（见图 2-123），深层的肌肉有胫骨后肌、趾长屈肌和跛长屈肌（见图 2-124），主要作用是足跖屈和趾屈，其中胫骨后肌还有足内翻的作用。外侧肌群主要是腓骨长肌和腓骨短肌（见图 2-125），主要作用是足跖屈和足外翻。前外侧肌群主要是趾长伸肌、跛长伸肌和胫骨前肌（见图 2-126），主要作用是足背屈和足内翻。

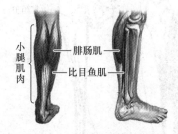

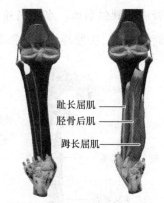

图 2-123　小腿后侧肌群（浅层）

图 2-124　小腿后侧肌群（深层）

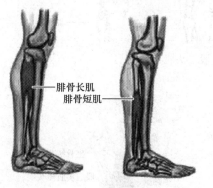

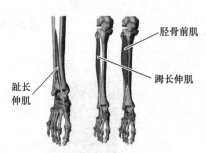

图 2-125　小腿外侧肌群

图 2-126　小腿前外侧肌群

第三节　神经系统基础知识

一、神经系统的构成及功能

神经系统分为中枢神经系统和周围神经系统。中枢神经系统包括脑和脊髓，分别位于颅腔和椎管内。周围神经系统的一端与中枢神经系统的脑或脊髓相连，另一端通过各种末梢装置与身体其他各器官、系统相联系。与脑相连的周围神经称为脑神经，共 12 对；与脊髓相连的周围神经称为脊神经，共 31 对。神经系统概览如图 2-127 所示。

二、中枢神经系统的构成

1. 脑

脑位于颅腔内，成人的脑质量平均为 1 400 g，一般可分为大脑、间脑、小脑和脑干，脑干包括中脑、脑桥和延髓三部分。脑的组成如图 2-128 所示。

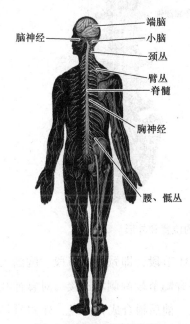

图 2-127　神经系统概览

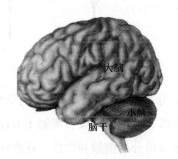

图 2-128　脑的组成

（1）大脑。大脑是脑的最高级部位，由两侧大脑半球借胼胝体连接而成，是调节人体生命活动的最高中枢。

（2）间脑。间脑位于中脑之上，分成背侧丘脑、后丘脑、上丘脑、底丘脑和下丘脑 5 个部分，是人体重要的感觉整合机构之一。

（3）小脑。小脑位于大脑的后下方，脑干的背侧。小脑的功能主要与运动控制有关，即维持人体平衡并协调骨骼肌的运动。小脑的损伤可表现为平衡失常以及肌张力特别是运动协调的障碍。

（4）脑干。脑干在大脑下面，是中枢神经系统中位于脊髓和间脑之间的一个较小的部分，自下而上由延髓、脑桥和中脑 3 部分组成。脑干部还有心血管中枢和呼吸中枢。

2. 脊髓

（1）外形。脊髓位于椎管内，其表面有若干层被膜及脑脊液包围。脊髓呈前后稍

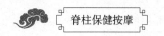

扁的圆柱状，长度 42~45 cm，最宽处的直径仅为 1 cm，质量 35 g 左右。脊髓上端在平枕骨大孔处与延髓相连，末端变细，称为脊髓圆锥，于第 1 腰椎体下缘处续为无神经组织的细丝，即终丝，在第 2 骶椎水平为硬脊膜包裹，止于尾骨的背面，如图 2-129 所示。

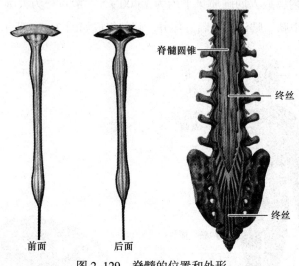

脊髓圆锥

终丝

终丝

前面　　　后面

图 2-129　脊髓的位置和外形

（2）分节段。脊髓全长自上而下分为 31 节段，即颈髓 8 节段、胸髓 12 节段、腰髓 5 节段、骶髓 5 节段、尾髓 1 节段。各脊髓节段两侧均连接一对脊神经根，每侧神经根又可分为前根和后根，在椎间孔处，前后根合成脊神经。31 对脊神经穿出相应的椎间孔，分布于躯干四肢。当脊髓损伤时，就出现相应的皮肤感觉障碍。

三、周围神经系统的构成

1. 脑神经

脑神经与脑相连，共 12 对，可分为感觉神经、运动神经和混合神经。

（1）感觉神经。感觉神经包括嗅神经、视神经和位听神经，分别传导嗅觉、视觉和听觉。

（2）运动神经。运动神经包括动眼神经、滑车神经、外展神经、副神经和舌下神经。前 3 对神经支配眼肌的随意运动，后 2 对神经分别支配胸锁乳突肌、斜方肌和舌肌。

（3）混合神经。混合神经包括三叉神经（主要传导颜面部皮肤感觉）、面神经（主要支配面部表情肌和泪腺活动）、舌咽神经（支配腮腺活动）和迷走神经（分布于心肺及消化器官，调节其功能）。

2. 脊神经

脊神经共 31 对，每对脊神经借前根和后根与脊髓相连。前、后根均由许多神经纤维束组成的根丝构成，前根属运动性，后根属感觉性，二者在椎间孔处合成一条脊神经干，感觉和运动纤维在干中混合。31 对脊神经中包括 8 对颈神经、12 对胸神经、5 对腰神经、5 对骶神经和 1 对尾神经。除第 2~11 对胸神经外，其余脊神经前支交织成丛，分别为颈丛、臂丛、腰丛和骶丛。由丛再分为神经支，分布于四肢和皮肤。

（1）颈丛

1）组成和位置。颈丛由第 1~4 颈神经的前支构成，位于胸锁乳突肌上部的深方、中斜角肌和肩胛提肌起端的前方。

2）分支。颈丛的分支有浅支和深支。

颈丛浅支由胸锁乳突肌后缘中点附近穿出，位置表浅，散开行向各方，其穿出部位，主要的浅支有枕小神经、耳大神经、颈横神经和锁骨上神经。枕小神经沿胸锁乳突肌后缘上升，分布于枕部及耳郭背面上部的皮肤。耳大神经沿胸锁乳突肌表面行向前上，至耳郭及其附近的皮肤。颈横神经横过胸锁乳突肌浅面向前，分布于颈部皮肤。锁骨上神经有 2~4 支行向外下方，分布于颈侧部、胸壁上部和肩部的皮肤。

颈丛深支主要支配颈部深肌，肩胛提肌、舌骨下肌群和膈肌。其中膈神经的运动纤维支配膈肌，感觉纤维分布于胸腹心包。膈神经受刺激时可发生呃逆。

（2）臂丛

1）组成和位置。臂丛由第 5~8 颈神经前支和第 1 胸神经前支的大部分组成，经斜角肌间隙走出，行于锁骨下动脉后上方，经锁骨后方进入腋窝。臂丛的分支主要分布于胸上肢肌、上肢带肌、背浅部肌（斜方肌除外），以及臂、手的肌、关节、骨和皮肤。

2）分支

①正中神经。正中神经沿肱二头肌内侧沟下行，由外侧向内侧跨过肱动脉下降至肘窝。再从肘窝向下穿旋前圆肌，继而在前臂正中下行于指浅、深屈肌之间达腕部。然后自桡侧腕屈肌腱和掌长肌腱之间进入腕管，在掌腱膜深面到达于掌。

②尺神经。尺神经在肱动脉内侧下行，至三角肌止点高度穿过内侧肌间隔至臂后面，再下行至内上髁后方的尺神经沟，然后向下穿过尺侧腕屈肌起端转至前臂掌面内侧。

③桡神经。桡神经是一条粗大的神经，在腋窝内位于腋动脉的后方，先经肱三

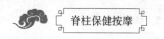

头肌长头与内侧头之间，然后沿桡神经沟绕肱骨中段背侧旋向外下。桡神经分为浅、深两支，浅支经肱桡肌深面，至前臂桡动脉的外侧下行，深支穿旋后肌至前臂后区。

（3）腰丛

1）组成和位置。腰丛由第 12 胸神经前支的一部分、第 1~3 腰神经前支和第 4 腰神经前支的一部分组成。腰丛位于腰大肌深面，除发出肌支支配髂腰肌和腰方肌外，还发出分支分布于腹股沟区及大腿的前部和内侧部。在临床上，腰骶丛交叉在一起。

2）分支。股神经是腰丛中最大的神经，发出后，先在腰大肌与髂肌之间下行，在腹股沟韧带中点稍外侧，经腹股沟韧带深面、股动脉外侧到达股三角，支配耻骨肌、肌四头肌和缝匠肌，还分布于大腿和膝关节前面的皮肤。最长的皮支为隐神经，伴随股动脉入收肌管下行，分布于髌下、小腿内侧面和足内侧缘的皮肤。

（4）骶丛

1）组成和位置。骶丛由第 4 腰神经的一部分和第 5 腰神经的全部以及全部骶神经和尾神经的前支组成。骶丛位于盆腔内，在骶骨及梨状肌前面、髂内动脉的后方。在临床上，腰骶丛交叉在一起。

2）分支。坐骨神经是全身最粗大的神经，经梨状肌下孔出盆腔，走行在臀大肌深面，经坐骨结节与股骨大转之间至股后面，在股二头肌深面下降，一般在腘窝上方分为胫神经和腓总神经。坐骨神经在股后部发出肌支支配大腿后群肌。胫神经为坐骨神经本干的直接延续。其在小腿经比目鱼肌深面伴胫后动脉下降，过内踝后方，在屈肌支持带深面分为足底内侧神经和足底外侧神经二终支入足底。腓总神经自坐骨神经发出后，沿股二头肌内侧走向外下，绕腓骨颈外侧向前，穿腓骨长肌分为腓浅和腓深神经。

第三章

经络和腧穴
基础知识

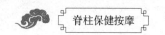

经络和腧穴是中医保健按摩的重要基础知识，本章以实用、够用、参用、简用为原则，以十四经为主体，图文并茂，将古籍中的相关记载进行深入浅出的讲解，以便于读者更好地理解和掌握，同时结合本书的特点增加了"经筋"的部分内容，便于在学习本书的第六章即常见不适症的按摩手法及康复的过程中进行相应查阅。

第一节　经络的概念及作用

经络是一个"内属于脏腑，外络于肢节"的系统，具有沟通人体表里、联络人体各个部分的作用，可运行气血、营养全身、抵御外邪、调整脏腑功能等。经络系统对于维持人体的阴阳平衡起到至关重要的作用，而阴阳平衡的机体才是健康的身体。

在《黄帝内经》中，一个重要的概念贯穿于全书，那就是经络。后世医家对经络学说进行了发展。如今，经络学说已形成了专门的理论体系，内容包括：经络系统的循行分布、生理功能、病理变化及其与脏腑的相互关系。

在临床和养生保健方面，外治法较多，如推拿按摩、养生气功，以及北京市盲人学校中医康复保健专业"整体观念"工作室开发的养生拉伸操等，都以经络腧穴作为理论指导。

其实，在民间，以经络腧穴理论指导的手法治疗或其他外治法古已有之，如头痛揉太阳穴，感冒了刮痧拔罐，小儿捏脊等，这都是经络腧穴理论在千年的传承中为广大人民群众所掌握的体现。

古代医学著作对经络腧穴理论的重要性和影响有这样的描述。《黄帝内经》在论述经络的时候说："经脉者，所以能决死生，处百病，调虚实，不可不通。"明代医家喻嘉言在《医门法律》中指出："凡治病，不明脏腑经络，开口动手就错。"

第二节　经络系统的组成

　　经络包括经脉和络脉，经脉又分为十二经脉、奇经八脉等，络脉又分为十五络脉、孙络、浮络等。不同的经络有着不同的分布部位，生理功能、病理症候也是不同的，相应的治疗方式也有差异及特异性。经络并不是单一的组织，而是互相联系交织的网状系统，大者为经，小者为络，纵横交错，周身无处不到。经络组成如图3-1所示，经络系统表行路线图如图3-2所示。

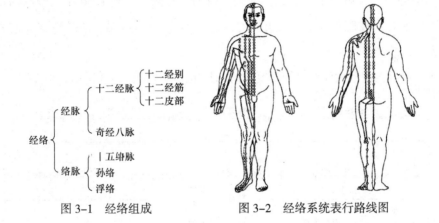

图3-1　经络组成　　　　　图3-2　经络系统表行路线图

一、十二经脉

　　十二经脉也称十二正经，是人体经络系统的主要组成部分，每条经脉都会有专有的脏或者腑与之相连，与阴经相连的为脏，与阳经相连的为腑。十二经脉在体表都有腧穴的分布，十二经脉之间也有表里经的相配，一条属脏的阴经与一条属腑的阳经相配为表里经，阴经为里，阳经为表。十二经脉的名称及表里关系见表3-1。

表 3-1　　　　　　　　　　十二经脉的名称及表里关系

里	表
手太阴肺经	手阳明大肠经
手厥阴心包经	手少阳三焦经

续表

里	表
手少阴心经	手太阳小肠经
足太阴脾经	足阳明胃经
足厥阴肝经	足少阳胆经
足少阴肾经	足太阳膀胱经

十二经脉的分布是有规律的，人体站立，在腹侧及上下肢的内侧分布的是阴经，阳经分布于背侧及上下肢的其他侧（前侧、外侧、后侧）。在十二经脉的阳经分布中只有胃经在躯干部是走在腹侧的，这是比较特殊的一点，在初学经络的时候要注意。

十二经脉内的气血流注是周而复始的，其循行顺序如图3-3所示。

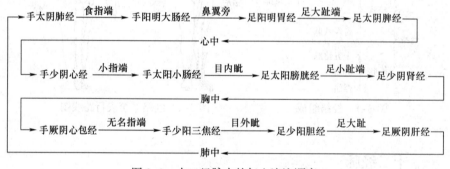

图3-3　十二经脉内的气血流注顺序

（说明：箭头上方是经脉之间交接的部位）

二、奇经八脉

奇经八脉顾名思义是有八条经脉，分别是：任脉、督脉、冲脉、带脉、阴维脉、阳维脉、阴跷脉、阳跷脉。

奇经八脉之所以称为奇经，是相对于十二正经而言的。十二正经都是直接与脏腑相络属的，奇经不与脏腑直接相连，而与奇恒之腑，即脑、髓、骨、脉、胆、女子胞等联系密切。奇经八脉的作用是通过"奇道而行"的走行，使十二正经的联系更为密切，可统摄调节十二经脉的气血。如果把十二经脉比作江河，奇经八脉便犹如湖泊，江河水少则湖泊倒灌，江河水多则湖泊充盈，从而维持十二经脉气血的相对平衡。

三、十二经别

十二经别也称作"别行之正经"，多从正经的四肢部别出，深入体腔与相关的脏腑联系，再浅出于体表上行至头（面）项部。经别的作用是加强了经脉与脏腑之间的联系，也加强了表里经的联系。

四、十二经筋

十二经筋是附属于十二经脉的筋肉系统，分布于体表，从四肢的指趾末端开始循行，结聚于关节骨骼部，从下上行，走向头面、躯干，不入脏腑。经筋系统主要对关节屈伸和肌肉运动起作用，其病症多表现为各条经筋所过部位的筋肉、关节的运动障碍及疼痛。

五、十二皮部

皮部是指人体的皮肤部位，受十二经脉气血濡养，也是络脉散布的区域，在人体最表浅的部位，可抵御外邪，有病症也可在皮部有所反映。十二皮部的分布如图 3-4 所示。

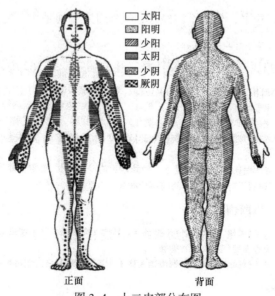

□ 太阳
阳明
少阳
太阴
少阴
厥阴

正面　　　　背面

图 3-4　十二皮部分布图

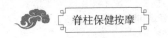

六、络脉

络脉自十二经脉与任督二脉别出，自十二经脉肘膝关节以下部位相应络穴别出的络脉可联系表里经。任督二脉的络脉分别分布于腹部、背部及头部，还有脾之大络，分布于体侧。任脉、督脉和脾之大络分别沟通了腹、背和体侧的经气。自十二经脉与任督二脉别出的络脉，加上脾之大络总称为十五络脉。此外还有从络脉分出的、浮露于体表表浅部位可见的络脉，称为浮络。络脉分出细小的分支，网络遍布全身的细小络脉，称为孙络，孙络无处不到。

第三节　腧穴概述

腧穴是经络气血输注出入体表的部位，腧通输，有转运气血之意；穴是孔穴、孔隙的意思，是经脉之气血出入及所居之处。腧穴与经络的关系非常密切，唐代医学家孙思邈《千金翼方》有言："凡孔穴者，是经络所行往来之处。"可见腧穴归于经络，是经络上的特殊的点，且这个点是立体的。

一、腧穴的分类

腧穴的穴位数量很多，分为十四经穴、经外奇穴和阿是穴三类。

1. 十四经穴

十四经穴是指归属于十二正经及任督二脉的腧穴，共362个，是中医腧穴的主要部分，经穴均有具体的穴名和固定的位置，有明确的归经和主治病症。

2. 经外奇穴

经外奇穴简称"奇穴"，是相对于十四经穴而言的。奇穴未纳入十四经穴范围，但具有固定的名称、位置、主治等。奇穴虽未归入十四经穴，但多数对某些病症有特殊疗效。

3. 阿是穴

阿是穴又称天应穴，是以病痛局部或与病痛有关的压痛点为取穴的依据，无具体名称和固定位置。阿是穴源自《黄帝内经》的"以痛为腧"，在推拿按摩、艾灸、针刺中应用比较广泛。

二、取穴方法

1. 骨度分寸取穴法

骨度分寸取穴法是比较科学的取穴方法。人体各部位的长短都有一定的规定，这个规定是古代医学家在长期的医疗实践中总结出来的，不管人是胖瘦、高矮，相关部位都按规定的尺寸进行折算，换句话说，只要部位相同，尺寸就相同。常用骨度分寸见表3-2和图3-5。

表 3-2　　　　　　　　　　　　　　常用骨度分寸表

部位	起止点	折量寸	说明
头面部	前发际至后发际	12寸	用于确定头部腧穴的纵向距离。如前发际不明，从眉心量至大椎穴作18寸，眉心至前发际3寸，大椎至后发际3寸
	前额两发角之间	9寸	用于确定头部前面腧穴的横向距离
	耳后两乳突之间	9寸	用于确定头部后面腧穴的横向距离
胸腹部	天突穴至胸剑联合中点	9寸	用于确定胸部任脉穴的纵向距离
	胸剑联合中点至脐中	8寸	用于确定上腹部腧穴的纵向距离
	脐中至耻骨联合上缘	5寸	用于确定下腹部腧穴的纵向距离
	两肩胛骨喙突内侧缘之间	12寸	用于确定胸腹部腧穴的横向距离
	两乳头之间	8寸	用于确定胸腹部腧穴的横向距离，女性可用锁骨中线代替
背腰部	肩胛骨内侧缘至后正中线	3寸	用于确定背腰部腧穴的横向距离
上肢部	腋前纹头（腋前皱襞）至肘横纹	9寸	用于确定上肢腧穴的纵向距离
	肘横纹至腕掌（背）横纹	12寸	
下肢部	耻骨联合上缘至髌骨底	18寸	用于确定大腿内侧腧穴的纵向距离
	髌骨尖至内踝尖	15寸	用于确定小腿内侧腧穴的纵向距离，股骨内侧髁下方阴陵泉穴至内踝尖为13寸
	股骨大转子至腘横纹（平髌骨尖）	19寸	用于确定大腿前外侧腧穴的纵向距离
	臀横纹至腘横纹	14寸	用于确定大腿后侧腧穴的纵向距离
	腘横纹（平髌骨尖）至外踝尖	16寸	用于确定小腿外侧腧穴的纵向距离
	内踝尖至足底	3寸	用于确定足内侧腧穴的纵向距离

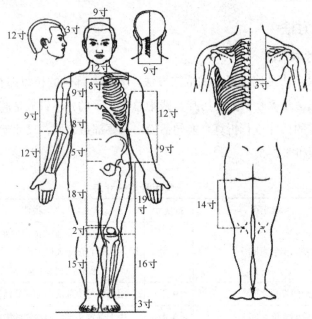

图 3-5　常用骨度分寸图

2. 体表标志取穴法

体表标志取穴包括固定标志取穴法和活动标志取穴法。有些标志是固定的，如眉头，在眉头的凹陷处取穴即为攒竹穴。这是固定标志取穴法。有些部位随着人体的活动，标志会出现变化，如耳屏前的凹陷在张口时才明显，此时在凹陷处取穴即为听宫穴。

3. 手指同身寸取穴法

手指同身寸取穴有三种方法：一是中指同身寸，以受术者中指屈曲时中节内侧两端纹头之间的距离为 1 寸；二是拇指同身寸，以受术者拇指指骨关节横纹两端之间的距离为 1 寸；三是四指同身寸，也称"一夫法"，受术者第 2~5 指并拢，以中指近侧指间关节横纹水平的 4 指宽度为 3 寸。这三种方法在取穴时根据情况应用，一般中指同身寸用于小腿部和下腹部取穴；拇指同身寸用于四肢部腧穴的纵向比量和背、腰、骶部腧穴的横向定穴；而"一夫法"用于上下肢、下腹部的直寸和背部的横寸定穴。

第四节　十四经经脉、腧穴与经筋

一、手太阴肺经

1. 手太阴肺经经脉

（1）手太阴肺经循行。手太阴肺经从胸走向手，行于上肢内侧前缘。

主脉循行：手太阴肺经起于上腹部的"中焦"，向下联络相表里的大肠后，回转到胃口贲门部，上行穿过膈肌，属肺，经支气管、气管，至喉咙，之后向两侧横向行走至第 1 肋间隙（中府穴）处出胸腔，之后沿肩前方、三角肌前方、肱二头肌外侧沟至肘横纹上，肱二头肌肌腱桡侧缘，沿肱桡肌表面行至桡骨茎突，从桡骨茎突沿桡侧腕屈肌桡侧至腕掌横纹，入大鱼际掌外侧缘，沿大拇指外侧缘至指甲角后旁开 0.1 寸的少商，如图 3-6 所示。

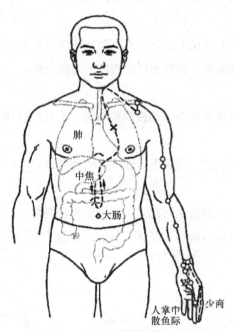

图 3-6　手太阴肺经主脉循行

（2）手太阴肺经主治病症

1）胸部主脉循行病症：肺及支气管疾病引起的咳嗽、气喘、咯血、胸痛、胸闷等。

2）颈部主脉循行病症：咽喉部疾患，如急慢性咽炎、扁桃体炎、失音等。

3）经脉表行部病症：锁骨上窝部疼痛、肩部不适，以及上肢前外侧部位病症。

（3）手太阴肺经腧穴

1）中府

【定位】在胸部的锁骨下窝下方，横平第1肋间隙，前正中线旁开6寸。可先定云门，再定中府，中府在云门下1寸，如图3-7所示。

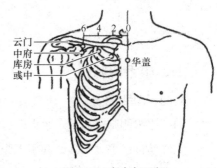

图3-7 中府与云门

【主治】胸部主脉循行病症、经脉表行部病症。

2）云门

【定位】在胸部的肩胛骨喙突内缘，锁骨下窝凹陷处，距前正中线6寸，如图3-7所示。

【主治】胸部主脉循行病症、经脉表行部病症。

3）尺泽

【定位】在肘区的肘横纹上，肱二头肌腱桡侧缘凹陷中，如图3-8所示。

【主治】肺经主脉病症、经脉表行部病症的肘臂挛痛。

4）太渊

【定位】在腕前区的腕掌侧远端横纹桡侧端，拇长展肌腱尺侧凹陷中桡动脉搏动处，如图3-8所示。

【主治】肺经主脉病症、经脉表行部病症的腕臂痛。

5）少商

【定位】在手部的手拇指末节桡侧，距指甲根桡侧角0.1寸，如图3-9所示。

【主治】颈部主脉循行病症、经脉表行部病症的手指肿痛及发热、癫狂。

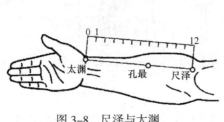

图3-8 尺泽与太渊

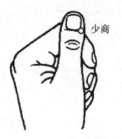

图3-9 少商

2. 手太阴肺经经筋

（1）经筋走行。手太阴肺经的经筋起于大指，循拇指上行，经运动拇指的肌肉（拇长屈肌、拇短屈肌、拇对掌肌、拇收肌）至桡腕掌侧韧带、肱桡肌、肱二头肌，至胸大肌、胸小肌、锁骨下肌、喙肩弓，如图3-10所示。

（2）经筋主病。经筋循行部位支撑强滞不适，肌肉拘紧痉挛。

二、手厥阴心包经

1. 手厥阴心包经经脉

（1）手厥阴心包经循行。手厥阴心包经从胸走向手，行于上肢内侧中间。

主脉循行：手厥阴心包经起于胸中，出属心包络之后，下行穿过膈肌，遍络三焦。主脉分支也起于胸中，从胸至胁，从乳头外一横指的天池开始，再向上循行，抵达腋窝前部，至上臂，再沿着上臂的内侧，在手太阴肺经与手少阴心经这两条经脉之间向下循行，通过肘中肱二头肌肌腱内侧后，沿着前臂内侧掌长肌腱与桡侧腕屈肌之间下行，进入手掌，行于第2、3掌骨之间，沿着中指直达其末端的中冲，如图3-11所示。

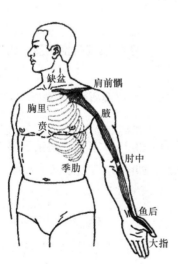

图 3-10 手太阴肺经经筋走行

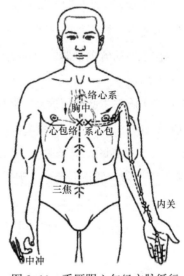

图 3-11 手厥阴心包经主脉循行

（2）手厥阴心包经主治病症

1）胸部主脉循行病症：胸部胀闷、心悸、喜笑不休、心烦、心痛等。

2）经脉表行部病症：腋下肿、上肢部肌肉痉挛疼痛、掌中热。

（3）手厥阴心包经腧穴

1）天池

【定位】在胸部的第 4 肋间隙，前正中线旁开 5 寸，如图 3-12 所示。

【主治】胸部主脉循行病症。

2）曲泽

【定位】在肘前区的肘横纹上，肱二头肌腱的尺侧缘凹陷中，如图 3-13 所示。

【主治】胸部主脉循行病症、经脉表行部病症的肘臂痛。

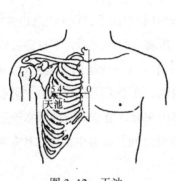

图 3-12　天池

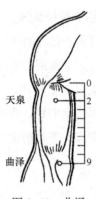

图 3-13　曲泽

3）内关

【定位】在前臂前区腕掌侧远端横纹上 2 寸，掌长肌腱与桡侧腕屈肌腱之间，如图 3-14 所示。

【主治】胸部主脉循行病症、经脉表行部病症，以及胃痛、呕吐、呃逆等。

4）劳宫

【定位】在掌区，横平第 3 掌指关节近端，第 2、3 掌骨之间偏于第 3 掌骨。简便的取穴方法为：屈指握拳时，中指尖点到处，如图 3-15 所示。

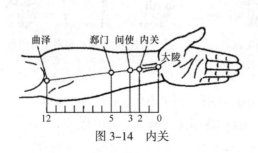

图 3-14　内关

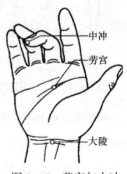

图 3-15　劳宫与中冲

【主治】胸部主脉循行病症、经脉表行部病症，以及口疮口臭、中风昏迷等。

5）中冲

【定位】在手指的中指末端，如图3-15所示。

【主治】胸部主脉循行病症、经脉表行部病症，以及中风昏迷、中暑等。

2. 手厥阴心包经经筋

（1）经筋走行。手厥阴心包经的经筋起于中指端，循中指上行，经运动拇指的肌肉（拇对掌肌、拇收肌），经桡侧腕屈肌、掌长肌、指浅屈肌、旋前圆肌至上臂的肱二头肌、肱肌、喙肱肌、胸小肌、胸大肌、肋间肌、前锯肌、肩胛下肌，如图3-16所示。

（2）经筋主病。经筋循行部位支撑强滞不适，肌肉拘紧痉挛，胸痛、气息急迫等。

三、手少阴心经

1. 手少阴心经经脉

（1）手少阴心经循行。手少阴心经从胸走向手，行于上肢内侧后缘。

主脉循行：起于心，向下穿过膈肌，联络相表里的小肠。其支脉从心发出，沿着食管上行，直至眼后，与眼球后部的脉络相连。其直行的经脉，从心的脉络上行至肺，再向下走行而横出于腋窝下，向下沿着上臂内侧的后缘走行，循行于手太阴肺经和手厥阴心包经的后方，一直下行至肱骨内侧髁前方，再沿着前臂内侧的后缘循行，经掌后豌豆骨，进入手掌内侧，再沿着小指桡侧出于其末端的少冲，如图3-17所示。

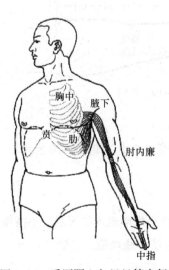

图3-16　手厥阴心包经经筋走行

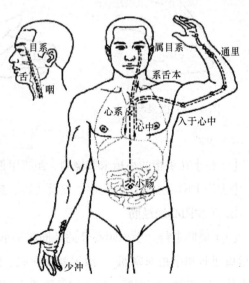

图3-17　手少阴心经主脉循行

（2）手少阴心经主治病症

1）胸部主脉循行病症：心痛，心下、脐上横梁状积块。

2）心经支脉循行病症：咽干、口渴欲饮、目黄。

3）经脉表行部病症：腋部、上肢内后缘疼痛，掌中热。

（3）手少阴心经腧穴

1）极泉

【定位】在腋区的腋窝中央，腋动脉搏动处，如图3-18所示。

【主治】胸部主脉循行病症、经脉表行部病症。

2）少海

【定位】在肘前区，横平肘横纹，肱骨内上髁前缘，如图3-18所示。

【主治】胸部主脉循行病症、经脉表行部病症，以及癔症、癫狂。

3）神门

【定位】在腕前区的腕掌侧远端横纹尺侧端，尺侧屈腕肌腱的桡侧缘，如图3-19所示。

【主治】胸部主脉循行病症、经脉表行部病症，以及失眠、健忘、痴呆、癫狂、痫证。

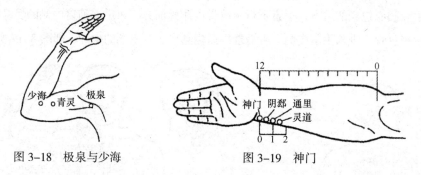

图3-18 极泉与少海　　　　　图3-19 神门

4）少冲

【定位】在手指的小指末节桡侧，距指甲根桡侧角0.1寸，如图3-20所示。

【主治】胸部主脉循行病症，以及昏迷、热病。

2. 手少阴心经经筋

（1）经筋走行。手少阴心经的经筋起于小指，经小指诸肌（掌短肌、小指展肌、小指短屈肌和小指对掌肌），沿尺侧腕屈肌、肱二头肌、喙肱肌，经腋窝至胸大肌、胸小肌、肋间肌、前锯肌、腹直肌及膈肌，如图3-21所示。

（2）经筋主病。经筋循行部位支撑强滞不适，肌肉拘紧痉挛。肘部如罗网牵制不舒。

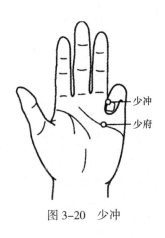

图 3-20　少冲

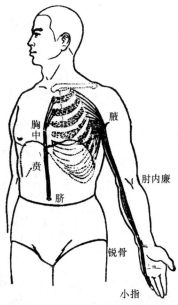

图 3-21　手少阴心经经筋走行

四、手阳明大肠经

1. 手阳明大肠经经脉

（1）手阳明大肠经循行。手阳明大肠经从手走向头面，行于上肢外侧前缘。

主脉循行：起于食指，循食指桡侧缘上行，进入手背外侧的鼻咽窝，沿前臂背外侧上行，经肘横纹外侧尽头处，继续沿臂的背外侧上行至肩部，绕至脊柱第 7 颈椎棘突下缘，又向前下行至锁骨上窝的中点处入胸腔，联络肺脏，继续下行穿过膈肌，连属于大肠。支脉由缺盆上行，经胸锁乳突肌后缘，至面颊部，止于鼻翼旁的迎香，如图 3-22 所示。

（2）手阳明大肠经主治病症

1）胸腹部主脉循行病症：肺部疾病，如咳嗽、气喘；大肠部疾病，如便秘、泄泻等。

2）头颈部支脉循行病症：齿痛、颈肿、喉痹。

3）经脉表行部病症：肩部疼痛，上肢部疼痛，拇指、食指运动不灵活，经脉所过之处的或寒或热。

（3）手阳明大肠经腧穴

1）商阳

【定位】在手指的食指末节桡侧，距指甲根桡侧角 0.1 寸，如图 3-23 所示。

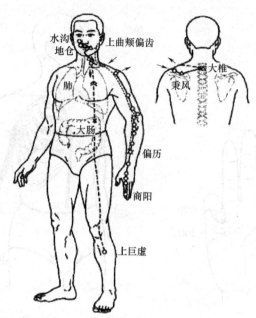

图 3-22　手阳明大肠经主脉循行

【主治】头颈部支脉循行病症、经脉表行部病症。

2）合谷

【定位】在手背的第 1、2 掌骨间，第 2 掌骨桡侧的中点，如图 3-24 所示。

【主治】胸腹部主脉循行病症、头颈部经脉循行病症、经脉表行部位病症。

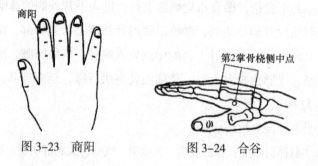

图 3-23　商阳　　　　图 3-24　合谷

3）手三里

【定位】在前臂阳溪与曲池的连线上，曲池下 2 寸。位于桡侧腕短伸肌与指伸肌之间的缝点，如图 3-25 所示。

【主治】胸腹部主脉循行病症、经脉表行部位病症。

4）曲池

【定位】在肘区尺泽与肱骨外上髁连线的中点处，如图 3-25 所示。

【主治】胸腹部主脉循行病症、头颈部经脉循行病症、经脉表行部位病症，以及瘾疹、风疹、月经不调等。

5）肩髃

【定位】在三角肌区肩峰外侧缘前端与肱骨大结节之间凹陷中。简便的取穴方法为：臂外展时，肩峰前下方凹陷内，如图3-26所示。

【主治】头颈部经脉循行病症、经脉表行部位病症。

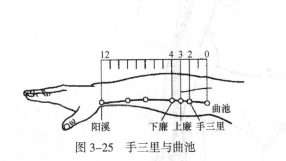

图3-25　手三里与曲池

图3-26　肩髃

6）迎香

【定位】在面部鼻翼外缘中点旁、鼻唇沟中，如图3-27所示。

【主治】头面部病症。

2. 手阳明大肠经经筋

（1）经筋走行。手阳明大肠经的经筋起于食指，循食指上行，经拇长展肌、拇短伸肌、桡侧腕长伸肌、腕短伸肌，经肘至肱三头肌、三角肌前束，冈上肌，至颈部胸锁乳突肌，至咬肌、口轮匝肌、颧大肌，如图3-28所示。

（2）经筋主病。经筋循行部位支撑强滞不适，肌肉拘紧痉挛。肩部活动不利，颈部疼痛，不能转头。

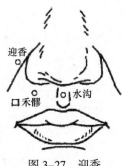

图3-27　迎香

五、手少阳三焦经

1. 手少阳三焦经经脉

（1）手少阳三焦经循行。手少阳三焦经从手走向头面，行于上肢外侧正中。

主脉循行：起于无名指的关冲，向上沿第4、5掌骨之间，经腕背，指总伸肌腱尺侧，上行至前臂背侧中间，经尺骨鹰嘴的手上方进入上臂背部，至肩后行至大椎再折向前进入锁骨上窝，在胸中联络心包，下行穿过膈肌，联属于三焦。其主脉分支从胸中上行至锁骨上窝出，经颈部至耳，如图3-29所示。

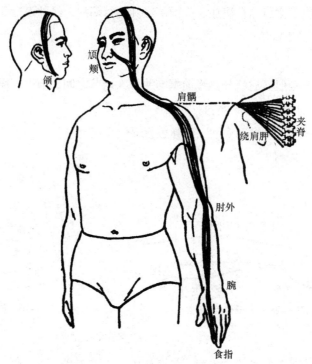

图 3-28　手阳明大肠经经筋走行

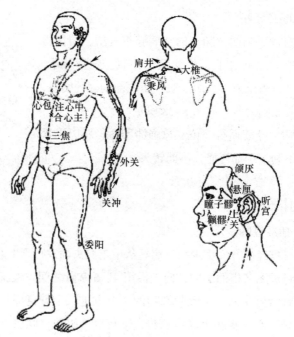

图 3-29　手少阳三焦经主脉循行

（2）手少阳三焦经主治病症

1）胸腹部主脉循行病症：温邪所致发热咳嗽，腹热便秘，身热面赤、汗出。

2）头颈部主脉分支病症：耳聋、耳部鸣响、咽部肿痛、颊肿。

3）经脉主脉表行病症：经脉在上肢循行部位的疼痛，小指无名指痿废不用。

（3）手少阳三焦经腧穴

1）关冲

【定位】在手指的第4指末节尺侧，距指甲根尺侧角侧0.1寸，如图3-30所示。

【主治】胸腹部主脉循行病症、头颈部主脉分支病症，以及热病昏厥等。

2）阳池

【定位】在腕后区的腕背侧远端横纹上，指伸肌腱的尺侧缘凹陷中，如图3-30所示。

【主治】胸腹部主脉循行病症、头颈部主脉分支病症、经脉主脉表行病症，以及疟疾、消渴、喉痹。

3）外关

【定位】在前臂后区的腕背侧远端横纹上2寸，尺骨与桡骨间隙中点，如图3-31所示。

【主治】胸腹部主脉循行病症、头颈部主脉分支病症、经脉主脉表行病症。

4）支沟

【定位】在前臂后区的腕背侧远端横纹上3寸，尺骨与桡骨间隙中点，如图3-31所示。

【主治】胸腹部主脉循行病症、头颈部主脉分支病症、经脉主脉表行病症。

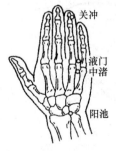

图3-30 关冲与阳池

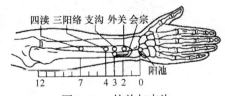

图3-31 外关与支沟

5）天井

【定位】在肘后区的肘尖上1寸凹陷中，如图3-32所示。

【主治】头颈部主脉分支病症、经脉主脉表行病症。

6）肩髎

【定位】在三角肌区的肩峰角与肱骨大结节两骨间凹陷中。简便的取穴方法为：屈臂外展时，肩峰后下方凹陷内，如图3-33所示。

【主治】经脉主脉表行病症的臂痛，肩重不能举。

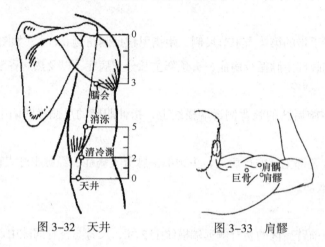

图3-32　天井　　　　　　　图3-33　肩髎

7）角孙

【定位】在头部，折耳向前，耳尖正对发际处，如图3-34所示。

【主治】头颈部主脉分支病症。

8）丝竹空

【定位】在面部的眉梢凹陷中，如图3-35所示。

【主治】头颈部主脉分支病症。

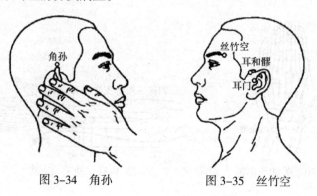

图3-34　角孙　　　　　　　图3-35　丝竹空

2. 手少阳三焦经经筋

（1）经筋走行。手少阳三焦经的经筋起于无名指，循指上行，至指总伸肌腱上行，经旋后肌、肱三头肌、三角肌至肩峰下，接着横行至冈上肌、斜方肌、肩胛提肌，至眼轮匝肌、颞肌，如图3-36所示。

（2）经筋主病。经筋循行部位支撑强滞不适，肌肉拘紧痉挛。经筋所行部位疼痛。

六、手太阳小肠经

1. 手太阳小肠经经脉

（1）手太阳小肠经循行。手太阳小肠经从手走向头面，行于上肢外侧后缘。

主脉循行：起于小指尺侧端的少泽，沿手内侧缘上行至手腕，经前臂尺侧缘至尺骨鹰嘴与肱骨内上髁之间，向上经上臂伸侧后缘，上行至肩背部，在肩胛冈上下来回往返走行，至肩上，向前行至锁骨上窝入胸腔，与心脏相联络，继而穿过膈肌，向下行归属于小肠，如图3-37所示。

分支循行：从锁骨上窝循颈部上行，上颊部，至眼睛斜转入耳，如图3-37所示。

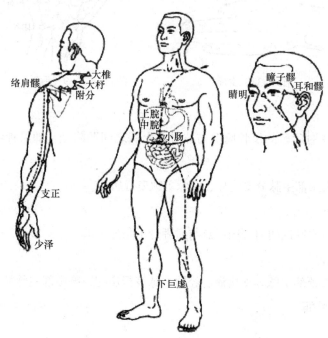

图3-36　手少阳三焦经经筋走行

图3-37　手太阳小肠经主脉及分支循行

（2）手太阳小肠经主治病症

1）胸腹部主脉循行病症：心痛、心烦、腰脊痛引睾丸、小便短赤。

2）头颈部主脉分支病症：耳聋、目黄、颊肿、咽喉痛、颈肩痛。

3）经脉主脉表行病症：经脉在上肢循行部位的疼痛，肩、上臂、前臂外后缘痛。

（3）手太阳小肠经腧穴

1）少泽

【定位】在小指末节尺侧，距指甲根尺侧角 0.1 寸，如图 3-38 所示。

【主治】头颈部主脉分支病症、经脉主脉表行病症，以及热病、昏迷、癫狂。

2）后溪

【定位】在手内侧的第 5 掌指关节尺侧近端赤白肉际凹陷中，如图 3-39 所示。

【主治】头颈部主脉分支病症、经脉主脉表行病症，以及腰背痛、盗汗等。

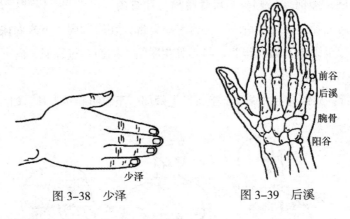

图 3-38　少泽　　　　　　　　　图 3-39　后溪

3）小海

【定位】在肘后区的尺骨鹰嘴与肱骨内上髁之间凹陷处，即尺神经沟内，如图 3-40 所示。

【主治】头颈部主脉分支病症、经脉主脉表行病症。

4）天宗

【定位】在肩胛区的肩胛冈中点与肩胛骨下角连线的上 1/3 与下 2/3 交点凹陷中，如图 3-41 所示。

【主治】头颈部主脉分支病症、经脉主脉表行病症、胸腹部主脉循行病症，以及咳嗽、气喘、乳痈。

5）听宫

【定位】在面部的耳屏正中与下颌骨髁状突之间的凹陷中，如图 3-42 所示。

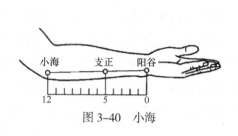

图 3-40　小海

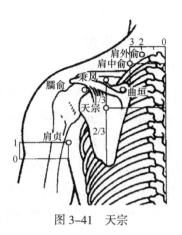

图 3-41　天宗

【主治】头颈部主脉分支病症。

2. 手太阳小肠经经筋

（1）经筋走行。手少阳小肠经的经筋起于小指，过腕上行，经尺侧腕屈肌、肱三头肌、小圆肌、大圆肌至肩，上颈接至头夹肌、头半棘肌，经上述两肌至耳后肌，横向前下行至耳前肌、咬肌、眼轮匝肌、颞肌止，如图 3-43 所示。

（2）经筋主病。小指痛；上肢外后缘支撑拘挛疼痛；腋下痛；腋后缘痛；绕肩胛牵引至颈部疼痛，伴耳中鸣响；颌部肿痛。

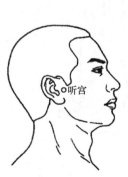

图 3-42　听宫

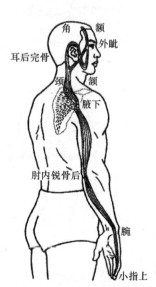

图 3-43　手太阳小肠经经筋走行

七、足太阴脾经

1. 足太阴脾经经脉

（1）足太阴脾经循行。足太阴脾经从足走向腹胸，行于下肢内侧前缘。

主脉循行：足太阴脾经的经脉起始于足大趾的末端之隐白，沿着足大趾内侧赤白肉际，通过第1跖趾关节内侧，沿足内侧缘上行至内踝的前缘，再上行至小腿的内侧，然后沿胫骨的后面，在内踝上8寸与足厥阴肝经相交会并穿行至其前方，再上行经过膝部和大腿内侧前缘，至腹股沟进入腹内，联属于本经所属的脾脏，并联络于与本经相表里的胃腑，然后再向上穿过膈肌，挟行于咽喉两侧，连于舌根，并散布于舌下。

分支循行：经过腹股沟上行，在腹部旁开4寸，上胸旁开6寸，之后斜行至胸侧面，止于大包，如图3-44所示。

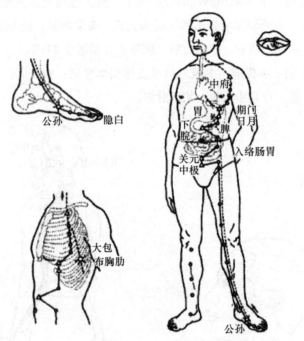

图3-44 足太阴脾经主脉及分支循行

（2）足太阴脾经主治病症

1）胸腹部主脉循行病症：胃脘痛，进食则呕吐，腹胀嗳气，大便及排矢气后症状好转；身体困重，舌根疼痛，大便溏薄，腹内有痞块，时聚时散。

2）下肢部经脉主脉表行病症：经脉在下肢循行部位的疼痛，下肢肿胀、逆冷。

（3）足太阴脾经腧穴

1）隐白

【定位】在足趾的大趾末节内侧，距趾甲根内侧角 0.1 寸，如图 3-45 所示。

【主治】胸腹部主脉循行病症，以及崩漏、月经过多、便血、尿血、吐血、衄血、惊风癫狂等。

2）三阴交

【定位】在小腿内侧的内踝尖上 3 寸，胫骨内侧缘后际，如图 3-46 所示。

【主治】胸腹部主脉循行病症、下肢部经脉主脉表行病症，以及妇科病、瘾疹、失眠。

3）地机

【定位】在小腿内侧的阴陵泉下 3 寸，胫骨内侧缘后际，如图 3-46 所示。

【主治】胸腹部主脉循行病症、下肢部经脉主脉表行病症，以及月经不调、痛经、遗精、小便不利等。

4）阴陵泉

【定位】在小腿内侧，胫骨内侧髁下缘与胫骨内侧缘之间的凹陷中，如图 3-46 所示。

【主治】胸腹部主脉循行病症、下肢部经脉主脉表行病症。

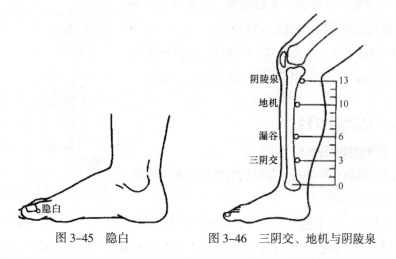

图 3-45　隐白　　　　　图 3-46　三阴交、地机与阴陵泉

5）大横

【定位】在腹部的脐中旁开 4 寸处，如图 3-47 所示。

【主治】胸腹部主脉循行病症。

6）大包

【定位】在胸外侧区的第 6 肋间隙，在腋中线上，如图 3-48 所示。

【主治】胸腹部主脉循行病症。

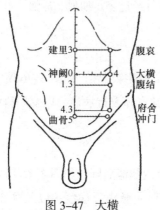

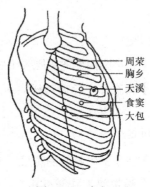

图 3-47　大横　　　　　　　　图 3-48　大包

2. 足太阴脾经经筋

（1）经筋走行。足太阴脾经的经筋起于大趾，经过运动足拇指的肌肉（足拇指展肌、足拇短屈肌）至踝关节，上行经腓肠肌（内侧）至膝关节，上行经缝匠肌、长收肌、短收肌，至腹股沟，过腹股沟至腹部，经腹直肌至膈肌，如图 3-49 所示。

（2）经筋主病。足大趾痛、内踝痛、小腿转筋痛、膝关节内侧疼痛、大腿疼痛牵引髋关节疼痛、腹痛。

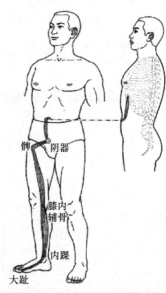

图 3-49　足太阴脾经经筋走行

八、足厥阴肝经

1. 足厥阴肝经经脉

（1）足厥阴肝经循行。足厥阴肝经从足走向腹胸，行于下肢内侧中间。

主脉循行：足厥阴肝经的经脉起始于足大趾背侧趾甲后之丛毛，沿足背上缘经第 1、2 跖骨之间向上走行，到达内踝前 1 寸处向上循行于小腿内前方，至内踝上 8 寸的部位，与足太阴脾经交叉后行走到其后方，此后上行到达腘窝内缘，沿着大腿的内侧抵达小腹部，入腹，联属于本经所属的肝脏，联络与本经相表里的胆腑后再向上走行，贯穿横膈，散布于胁肋，如图 3-50 所示。

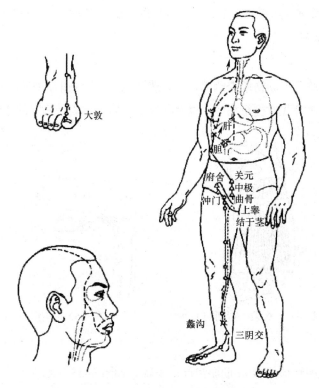

图 3-50　足厥阴肝经主脉循行

（2）足厥阴肝经主治病症

1）胸腹部主脉循行病症：腰痛不能俯仰，男女疝气，面垢如尘、神色晦暗，胸部胀满，大便完谷不化，呕逆，遗精遗尿，小便不利。

2）下肢部经脉主脉表行病症：经脉在下肢循行部位的疼痛、经络所过之处结块疼痛。

（3）足厥阴肝经腧穴

1）大敦

【定位】在足趾的大趾末节外侧，趾甲根外侧角侧后方 0.1 寸，如图 3-51 所示。

【主治】胸腹部主脉循行病症，以及崩漏、阴挺、经闭、癫痫等。

2）行间

【定位】在足背的第 1、2 趾之间，趾蹼缘的后方赤白肉际处，如图 3-51 所示。

【主治】胸腹部主脉循行病症，以及失眠、癫痫、月经不调、痛经、崩漏、带下等。

3）太冲

【定位】在足背的第 1、2 跖骨间，跖骨底结合部前方凹陷中，如图 3-51 所示。

【主治】胸腹部主脉循行病症、下肢部经脉主脉表行病症，以及头痛、目赤肿痛、口眼歪斜、胁痛等。

4）曲泉

【定位】在膝部的腘横纹内侧端，半腱肌肌腱内缘凹陷中，如图3-52所示。

【主治】胸腹部主脉循行病症，以及下肢部经脉主脉表行病症的膝股内侧痛。

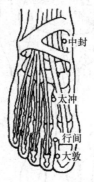
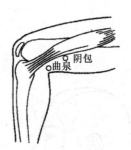

图3-51　大敦、行间与太冲　　　　图3-52　曲泉

5）章门

【定位】在侧腹部的第11肋游离端的下际，如图3-53所示。

【主治】胸腹部主脉循行病症。

6）期门

【定位】在胸部的第6肋间隙，前正中线旁开4寸，如图3-54所示。

【主治】胸腹部主脉循行病症。

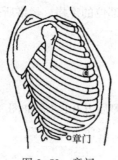
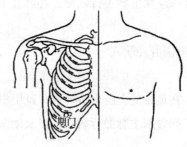

图3-53　章门　　　　　　　　　图3-54　期门

2. 足厥阴肝经经筋

（1）经筋走行。足厥阴肝经的经筋起于足大趾之上，经过足拇长伸肌、趾短伸肌、胫骨前肌，上行至膝关节，过髋内收肌群，结于阴器，如图3-55所示。

（2）经筋主病。足大趾牵引不适、内踝之前痛、膝关节内侧疼痛、大腿内侧拘挛疼痛、性功能障碍等。

九、足少阴肾经

1. 足少阴肾经经脉

（1）足少阴肾经循行。足少阴肾经从足走向腹胸，行于下肢内侧后缘。

主脉循行：足少阴肾经的经脉起于足小趾的下方，斜行走向足心部，出于内踝前下方然谷所在的部位，然后沿着内踝的后方，别行向下，进入足跟部，再由足跟部上行至小腿肚内侧，并由腘窝内侧沿着大腿内侧的后缘上行，贯穿脊柱，属肾，络膀胱。其直行的经脉从肾脏向上行，贯穿肝脏和横膈膜，进入肺脏后上行，沿着喉咙，最终到舌根的两旁。其胸腹部表行经脉于腹部旁开 0.5 寸、胸部旁开 2 寸，至锁骨下止，如图 3-56 所示。

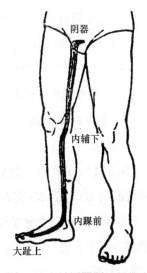

图 3-55　足厥阴肝经经筋走行

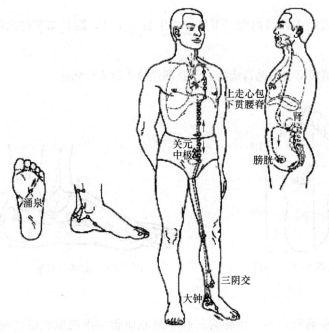

图 3-56　足少阴肾经主脉循行

（2）足少阴肾经主治病症

1）胸腹部主脉循行病症：饥不欲食；面色发黑，如漆如炭；心下惊恐，如人将要来抓捕似的；泄泻；脊柱内后疼痛；喜嗜睡卧。

2）足下热而痛，下肢痿厥、逆冷，下肢经脉所过部位的拘挛疼痛。

（3）足少阴肾经腧穴

1）涌泉

【定位】在足底部，卷足时足前部凹陷处，大致在第2、3趾趾指缝纹头端与足跟连线的前1/3与后2/3交点上，如图3-57所示。

【主治】胸腹部主脉循行病症、下肢部经脉主脉表行病症，以及头顶痛、眼花、咽喉痛、舌干、失音等。

2）太溪

【定位】在足内侧的内踝后方，内踝尖与跟腱之间的凹陷处，如图3-58所示。

【主治】胸腹部主脉循行病症，下肢部经脉主脉表行病症，以及头痛目眩、咽喉肿痛、消渴、月经不调、失眠、健忘、遗精、阳痿、小便频数等。

3）水泉

【定位】在足内侧的内踝后下方，太溪直下1寸，跟骨结节的内侧凹陷处，如图3-58所示。

【主治】胸腹部主脉循行病症、下肢部经脉主脉表行病症。

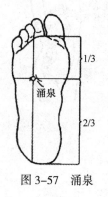

图3-57　涌泉　　　　　　　　图3-58　太溪与水泉

4）阴谷

【定位】在腘窝内侧，屈膝时，在半腱肌肌腱与半膜肌肌腱之间，如图3-59所示。

【主治】胸腹部主脉循行病症，以及下肢部经脉主脉表行病症的膝股内侧痛。

5）肓俞

【定位】在腹中部的脐旁 0.5 寸，横平神阙，如图 3-60 所示。

【主治】胸腹部主脉循行病症的呕吐、腹胀、痢疾、泄泻、便秘、疝气、月经不调等。

6）幽门

【定位】在上腹部的脐上 6 寸，前正中线旁开 0.5 寸，如图 3-60 所示。

【主治】胸腹部主脉循行病症的呕吐、善哕、消化不良、泄泻、痢疾、胃痛。

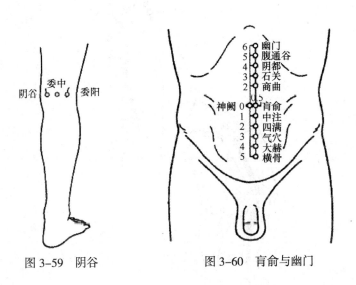

图 3-59　阴谷　　　　　　　图 3-60　肓俞与幽门

7）俞府

【定位】在胸部，当锁骨下缘，前正中线旁开 2 寸，如图 3-61 所示。

【主治】胸腹部主脉循行病症。

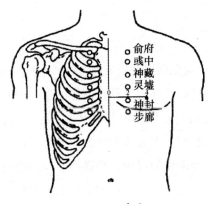

图 3-61　俞府

2. 足少阴肾经经筋

（1）经筋走行。足少阴肾经的经筋起于小趾之下，经过足底筋膜、趾长屈肌，经腓肠肌内侧上行至膝关节，过股薄肌及内收肌群，结于阴器，之后经腰背部深层肌、前纵韧带等至枕，如图3-62所示。

（2）经筋主病。足底、内踝痛，膝关节内侧疼痛，大腿内侧拘挛疼痛，手足抽搐，腰部不能俯仰，性功能障碍等。

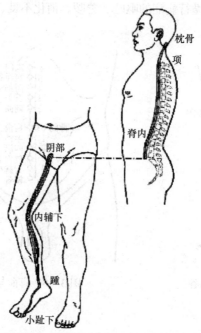

图3-62　足少阴肾经经筋走行

十、足阳明胃经

1. 足阳明胃经经脉

（1）足阳明胃经循行。足阳明胃经从头走向足，行于胸、腹前部，下肢外侧前缘。

主脉循行：足阳明胃经的经脉起于鼻孔两旁的迎香，上行于鼻根部，折至鼻的外侧，经过上齿龈、口之后沿面颊后方下缘出于大迎，再沿着下颌角部位的颊车，上行至前额部。其主脉入脏腑，支脉从大迎的前方向下走行至颈部进入缺盆，向下贯穿横膈膜，而联属于本经所属的胃腑，并联络于与本经相表里的脾脏；其直行的经脉从缺盆处下行，经过乳头，向下行于脐的两侧，最后进入阴毛毛际两旁的气冲，与腹内走行经脉相合，下行沿着大腿外侧的前缘至膝盖，并沿小腿胫部外侧的前缘，下行至足背部，最后进入足次趾的外侧端，如图 3-63 所示。

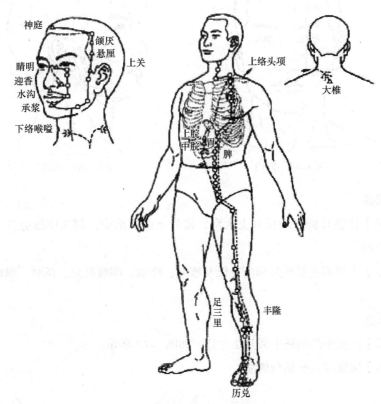

图 3-63　足阳明胃经主脉循行

（2）足阳明胃经主治病症

1）头颈部主脉循行病症：面色黯淡、流鼻血、口歪、颈部肿胀。

2）胸腹部主脉循行病症：肠鸣腹胀、腹部水肿、胸腹部疼痛、消谷善饥或者胃中胀满。

3）下肢部表行主脉病症：下肢部经脉所过部位疼痛，下肢弛缓，松软无力。

（3）足阳明胃经腧穴

1）四白

【定位】在面部的眶下孔处，如图 3-64 所示。

【主治】头颈部主脉循行病症。

2）颊车

【定位】在面部的下颌角前上方一横指（中指）处，如图 3-65 所示。

【主治】头颈部主脉循行病症的口噤不语、齿痛、颊肿。

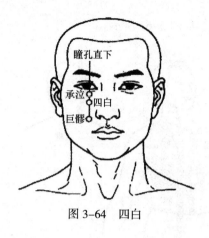

图 3-64　四白

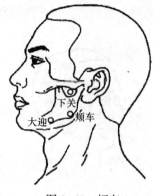

图 3-65　颊车

3）缺盆

【定位】在颈外侧区的锁骨上大窝，锁骨上缘凹陷中，前正中线旁开 4 寸，如图 3-66 所示。

【主治】头颈部主脉循行病症，以及咳嗽、哮喘、咽喉肿痛、颈肿、瘰疬、缺盆中痛。

4）天枢

【定位】在腹中部的脐中旁开 2 寸处，如图 3-67 所示。

【主治】胸腹部主脉循行病症。

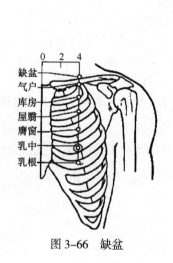

图 3-66　缺盆

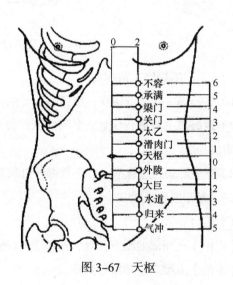

图 3-67　天枢

5）足三里

【定位】在小腿外侧的犊鼻与解溪连线上，犊鼻下 3 寸，胫骨前嵴外 1 横指处，如图 3-68 所示。

【主治】胸腹部主脉循行病症，下肢部表行主脉病症，以及咳嗽气喘、心悸气短、头晕、失眠等。

6）上巨虚

【定位】在小腿外侧的犊鼻与解溪连线上，犊鼻下 6 寸，如图 3-68 所示。

【主治】胸腹部主脉循行病症的肠中切痛、肠痈、泄泻、痢疾、便秘，以及下肢部表行主脉病症。

7）下巨虚

【定位】在小腿外侧的犊鼻与解溪连线上，犊鼻下 9 寸，如图 3-68 所示。

【主治】胸腹部主脉循行病症，下肢部表行主脉病症，以及腰脊痛引睾丸、泄泻、痢疾、乳痈等。

8）丰隆

【定位】在小腿前外侧，当外踝尖上 8 寸，距胫骨前嵴外 2 横指，如图 3-68 所示。

【主治】胸腹部主脉循行病症、下肢部表行主脉病症，以及咳嗽气喘、痰多、癫狂、痫证等。

9）厉兑

【定位】在足趾的第 2 趾末节外侧，趾甲根角侧后方 0.1 寸，如图 3-69 所示。

【主治】头颈部主脉循行病症，下肢部表行主脉病症。

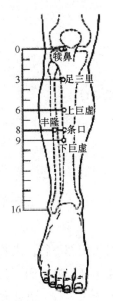

图 3-68　足三里、上巨虚、下巨虚与丰隆

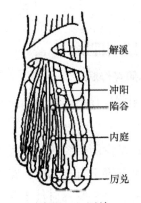

图 3-69　厉兑

2.足阳明胃经经筋

（1）经筋走行。足阳明胃经的经筋起于第2、3、4趾（中三趾），经过趾长伸肌、胫骨前肌、股四头肌，结于阴器。经腹直肌、锥状肌至缺盆，经胸骨舌骨肌、胸骨甲状肌上至头面部之咬肌、口轮匝肌、颊肌。其经筋分支从趾长伸肌、胫骨前肌、股四头肌、阔筋膜张肌上至腹斜肌、腰方肌，至骶棘肌，如图3-70所示。

（2）经筋主病。足部、腿部转筋疼痛；下肢部僵硬不适；大腿前下部肿胀；疝气；腹部筋肉拘急，上引缺盆；口歪。

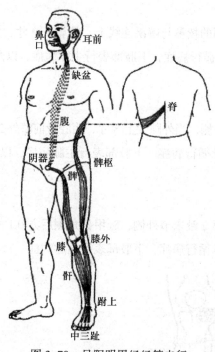

图 3-70　足阳明胃经经筋走行

十一、足少阳胆经

1.足少阳胆经经脉

（1）足少阳胆经循行。足少阳胆经从头走向足，行于胸、腹侧部，以及下肢外侧中间。

主脉循行：足少阳胆经的经脉起于外眼角，经头侧部下行，沿着颈部，下行进入缺盆，再由缺盆部下行至胸中，穿过横膈膜，络于肝，属于胆。其主脉分支从缺盆部下行至腋部，沿着胸部通过季肋，至环跳，由此向下行，沿着大腿的外侧通过膝部的外缘下行到腓骨的前方，然后一直下行，抵达外踝上方腓骨末端的凹陷处，向下行，由外踝的前方穿出，沿着足背至足趾第 4 趾，如图 3-71 所示。

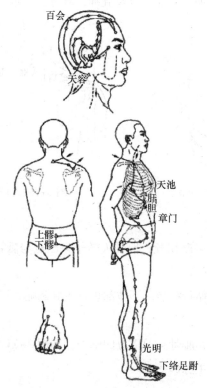

图 3-71　足少阳胆经主脉循行

（2）足少阳胆经主治病症

1）头颈部主脉循行病症：头痛、颞部疼痛，口苦。

2）胸腹部主脉循行病症：心胁痛，常叹息，身体不能转侧，身体皮肤没有光泽，寒热往来。

3）下肢部表行主脉病症：下肢部经脉所过部位疼痛，下肢松软无力。

（3）足少阳胆经腧穴

1）风池

【定位】在颈后区的枕骨之下，胸锁乳突肌上端与斜方肌上端之间的凹陷中，如图 3-72 所示。

【主治】头颈部主脉循行病症，以及热病、感冒、中风、眩晕、目泪出、鼻渊、鼻衄、耳聋、气闭、口眼歪斜、瘰气等。

2）肩井

【定位】在肩胛区的大椎与肩峰连线的中点，如图 3-73 所示。

【主治】头颈部主脉循行病症，以及乳痈，乳汁少，难产，肩、背痹痛，手臂不举，颈项强痛。

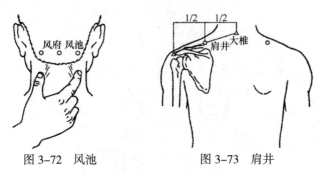

图 3-72　风池　　　　　　　图 3-73　肩井

3）环跳

【定位】在臀区，侧卧略屈髋，股骨大转子最凸点与骶管裂孔连线的外 1/3 与内 2/3 交点处，如图 3-74 所示。

【主治】胸腹部主脉循行病症、下肢部表行主脉病症，以及半身不遂。

4）阳陵泉

【定位】在小腿外侧，腓骨头前下方凹陷中，如图 3-75 所示。

【主治】下肢部表行主脉病症。

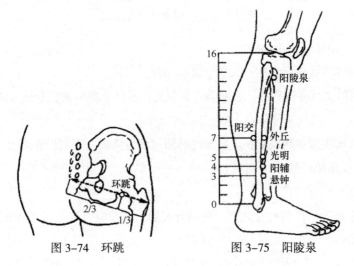

图 3-74　环跳　　　　　　　图 3-75　阳陵泉

5）足窍阴

【定位】在足趾第 4 趾末节外侧，趾甲根角侧后方 0.1 寸，如图 3-76 所示。

【主治】头颈部主脉循行病症、下肢部表行主脉病症。

2. 足少阳胆经经筋

（1）经筋走行。足少阳胆经的经筋起于足第4趾，上行经腓骨长肌、腓骨短肌、趾长伸肌，经膝外侧副韧带、阔筋膜张肌及髂胫束，以及股外侧肌、梨状肌、臀中肌、臀小肌，上行至腹部的斜肌及腹横肌，至胸部的胸大肌、肋间肌、前锯肌、胸小肌，上至颈部的胸锁乳突肌、斜角肌，再上至头部的外耳诸肌、颞肌等，如图3-77所示。

（2）经筋主病。下肢部转筋疼痛，膝关节不能屈伸；腘筋拘急疼痛，前引大腿，后引臀部；胁肋疼痛，上引缺盆、胸部；颈部筋脉拘急。

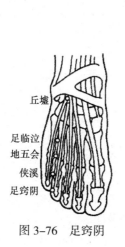

图3-76　足窍阴

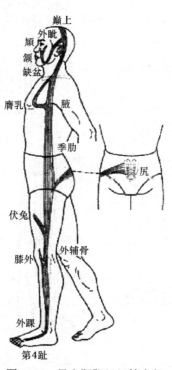

图3-77　足少阳胆经经筋走行

十二、足太阳膀胱经

1. 足太阳膀胱经经脉

（1）足太阳膀胱经循行。足太阳膀胱经从头走向足，行于胸、背、腰部，以及下肢后侧。

主脉循行：足太阳膀胱经的经脉起于内眼角，向上经过额部而交会于头部的巅顶处；其直行的经脉，从巅顶向内深入络于脑髓，然后返还出来，再下行到达颈项的后部，沿着肩胛的内侧，以及脊柱的两旁，抵达腰部，再沿着脊柱旁的肌肉深入腹内，联络肾，属于膀胱。其主脉分支，从左右的肩胛骨处分出，向下贯穿肩胛骨，再沿着脊柱的两侧在体内下行，通过髀枢部，然后再沿着大腿外侧的后缘向下走行，由此通过小腿肚的内部，出于外踝骨的后方，沿着足小趾外侧，到达足小趾末端，如图 3-78 所示。

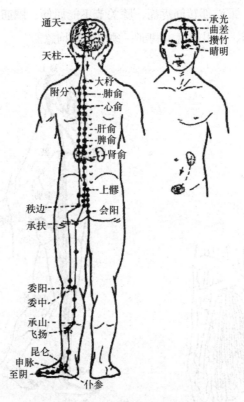

图 3-78　足太阳膀胱经主脉循行

（2）足太阳膀胱经主治病症

1）头颈部主脉循行病症：冲头痛、项部疼痛、头囟痛、癫狂证。

2）胸、背、腰部主脉循行病症：胸、背、腰部疼痛，背部相应腧穴治疗相关脏腑病症。

3）下肢部表行主脉病症：下肢部经脉所过部位疼痛，膝关节、髋关节屈伸不利。

（3）足太阳膀胱经腧穴

1）肺俞

【定位】在背部的第 3 胸椎棘突下，如图 3-79 所示。

【主治】胸、背、腰部主脉循行病症的发热、咳嗽、气喘、咳血、盗汗、鼻塞、毛发脱落、痘、疹等。

2）心俞

【定位】在背部的第 5 胸椎棘突下，如图 3-79 所示。

【主治】胸、背、腰部主脉循行病症的心痛、心悸、胸闷、气短、咳嗽、吐血、失眠、健忘等。

3）肝俞

【定位】在背部的第 9 胸椎棘突下，如图 3-79 所示。

【主治】胸、背、腰部主脉循行病症的胁痛、黄疸、目疾、吐血、鼻衄、癫狂、失眠、神经衰弱等。

4）胆俞

【定位】在背部的第 10 胸椎棘突下，如图 3-79 所示。

【主治】胸、背、腰部主脉循行病症的黄疸、口苦、胁痛、脊背痛等。

5）脾俞

【定位】在背部的第 11 胸椎棘突下，如图 3-79 所示。

【主治】胸、背、腰部主脉循行病症的腹胀、黄疸、胃痛、呕吐、泄泻、痢疾、便血、水肿、脾胃虚弱等。

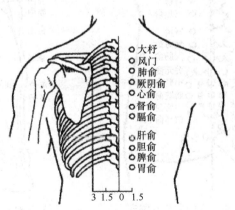

图 3-79　肺俞、心俞、肝俞、胆俞与脾俞

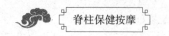

6）肾俞

【定位】在腰部的第 2 腰椎棘突下，如图 3-80 所示。

【主治】胸、背、腰部主脉循行病症的遗尿、小便不利、水肿、遗精、阳痿、月经不调、白带、耳聋、耳鸣、咳嗽、气喘、中风偏瘫、骨病等。

7）大肠俞

【定位】在腰部的第 4 腰椎棘突下，如图 3-80 所示。

【主治】胸、背、腰部主脉循行病症，以及腹痛、腹胀、肠鸣、泄泻、便秘、痔疮出血、荨麻疹等。

8）八髎穴。八髎穴是上髎、次髎、中髎、下髎的统称。

【定位】在骶部的正对第 1、2、3、4 骶后孔处，分别对应上髎、次髎、中髎、下髎穴，如图 3-80 所示。

【主治】胸、背、腰部主脉循行病症，以及痛经、泄泻、便秘等。

9）委中

【定位】在膝后区的腘横纹中点，如图 3-81 所示。

【主治】胸、背、腰部主脉循行病症，下肢部表行主脉病症。

10）承山

【定位】在小腿后面的腓肠肌两肌腹与肌腱交角处，足跟上提时，腓肠肌肌腹下出现尖角凹陷处，如图 3-81 所示。

【主治】下肢部表行主脉病症。

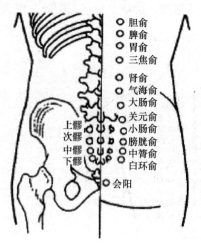

图 3-80　肾俞、大肠俞与八髎穴

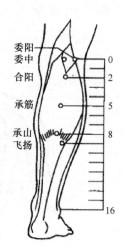

图 3-81　委中与承山

2. 足太阳膀胱经经筋

（1）经筋走行。足太阳膀胱经的经筋起于足小趾，上行经小趾展肌、腓骨长肌、腓骨短肌、腓肠肌，至膝关节后方，再上行经腘肌、腘绳肌至臀部，经臀大肌、梨状肌上行至胸腰筋膜，经竖脊肌、下锯肌、上锯肌、菱形肌、斜方肌、半棘肌至额枕肌。其经筋支者，至茎突舌骨肌、肩胛舌骨肌等，如图 3-82 所示。

（2）经筋主病。下肢部转筋疼痛，膝关节不能屈伸，腘筋拘急疼痛，脊柱筋肉拘急，可有角弓反张，颈部肌肉拘急，不能左右转头。

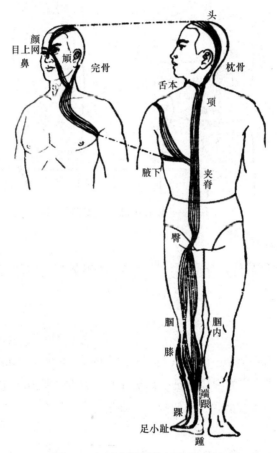

图 3-82　足太阳膀胱经经筋走行

十三、任脉

1. 任脉经脉循行

任脉从会阴走向头面，行于前部正中。

主脉循行：任脉起于胞中，下出会阴，沿阴阜向腹内达关元，循腹部和胸部正中线上行，至咽喉，沿结喉至下颌部，环绕口唇，经面颊，分行至目眶下，如图 3-83 所示。

主脉分支：由胞中别出行于脊柱前，如图 3-83 所示。

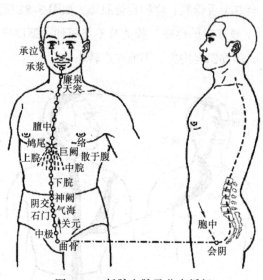

图 3-83　任脉主脉及分支循行

2. 任脉主治病症

任脉主治胸腹部病症，如疝气、带下病、肿瘤肿块、腹痛、瘙痒、胃肠疾病、诸虚劳损。

3. 任脉腧穴

（1）关元

【定位】在下腹部的前正中线上，脐中（即神阙）下 3 寸，如图 3-84 所示。

【主治】胸腹部病症的中风脱证、虚劳赢瘦、眩晕、腹痛、泄泻、阳痿、遗精、月经不调、带下、不孕、遗尿、小便频数、癃闭等。

（2）气海

【定位】在下腹部的前正中线上，脐中下 1.5 寸，如图 3-84 所示。

【主治】胸腹部病症的腹痛、泄泻、遗尿、阳痿、遗精、月经不调、崩漏、带下、形体赢瘦等。

（3）中脘

【定位】仰卧位时，在上腹部的前正中线上，脐中上 4 寸，如图 3-85 所示。

【主治】胸腹部病症的胃痛、腹胀、呕吐呃逆、肠鸣泄泻等。

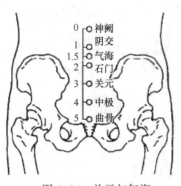

图 3-84　关元与气海

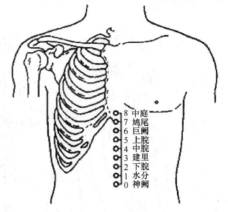

图 3-85　中脘

（4）膻中

【定位】在胸部的前正中线上，平第 4 肋间，两乳头连线中点，如图 3-86 所示。

【主治】胸腹部病症的胸闷、气短、咳嗽、喘息、胸痛、心悸、乳汁少等。

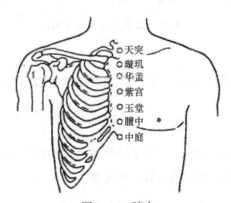

图 3-86　膻中

十四、督脉

1. 督脉经脉循行

督脉从会阴走向头，行于后部正中。

主脉循行：督脉起于胞中，下出会阴，合并于脊柱内上行，至项后入颅内络于脑，再上行至巅顶，至上唇内止，如图 3-87 所示。

主脉分支之一循行：从脊柱里分出，络肾，如图 3-87 所示。

主脉分支之二循行：从小腹内分出，直上过脐之中央，上贯心，入喉部，至下颌，再向上至双目，如图 3-87 所示。

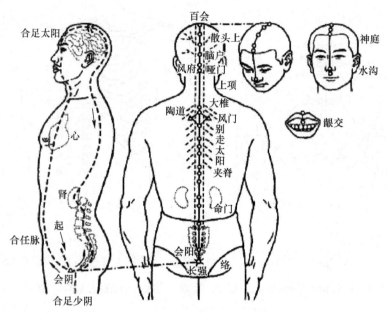

图 3-87　督脉主脉及分支循行

2. 督脉主治病症

督脉主治督脉所行部位疼痛、角弓反张、脑部病症及阳气虚损。

3. 任脉腧穴

（1）命门

【定位】在腰部的后正中线上，第 2 腰椎棘突下凹陷中，如图 3-88 所示。

【主治】督脉所行部位的腰脊疼痛、阳气虚损。

（2）风府

【定位】在项部的后发际正中直上 1 寸，枕外隆凸直下，两侧斜方肌之间凹陷中，如图 3-89 所示。

【主治】督脉所行部位的头痛、眩晕、项强、中风偏瘫、癫狂、暴瘖、咽喉肿痛等。

（3）百会

【定位】在头部的前发际正中直上 5 寸（后发际正中直上 7 寸），或两耳尖连线中点处，如图 3-89 所示。

【主治】督脉所行部位的头痛、眩晕、中风失语、癫狂、惊悸、健忘、脱肛、阴挺、久泻等。

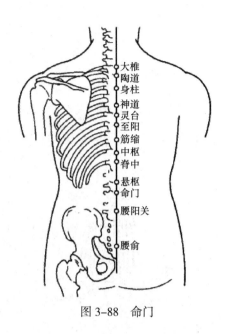

图 3-88　命门

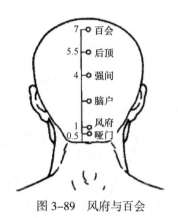

图 3-89　风府与百会

（4）水沟

【定位】在面部，当人中沟的上 1/3 与中 1/3 交点处，如图 3-90 所示。

【主治】督脉所行部位的昏迷、晕厥、中风、癫狂、痫证、闪挫腰痛等。

（5）印堂

【定位】在额中部，当两眉头之中间，如图 3-90 所示。

【主治】督脉所行部位的头痛、眩晕、失眠、鼻塞、鼻渊、鼻衄、眉棱骨痛等。

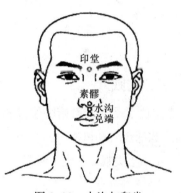

图 3-90　水沟与印堂

第五节　经外奇穴

一、太阳

【定位】在颞部，眉梢与目外眦之间，向后约一横指的凹陷处，如图 3-91 所示。

【主治】头痛、目疾、齿痛、面痛等。

二、腰痛点

【定位】在手背侧的第2、3掌骨及第4、5掌骨之间，腕横纹与掌指关节中点处，一侧2穴，左右共4个穴位，如图3-92所示。

【主治】急性腰扭伤。

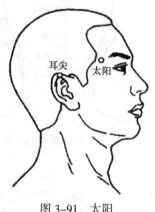

图3-91　太阳

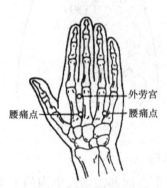

图3-92　腰痛点

三、安眠穴

【定位】受术者取俯卧位或侧伏位。安眠穴位于项部，当翳风穴和风池穴连线的中点。

【主治】失眠、头痛、眩晕、心悸等。

四、臂中穴

【定位】位于前臂掌侧面，腕横纹中点与肘横纹中点连线之中点，如图3-93所示。

【主治】癫病、狂痫哭泣、前臂疼痛、上肢麻痹或痉挛、胸胁疼痛、不安腿综合征等。

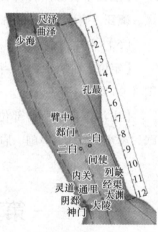

图3-93　臂中穴

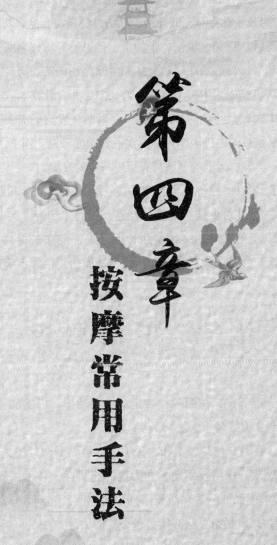

第四章

按摩常用手法

中医推拿疗法历史源远流长，早在两千多年前的《黄帝内经》中就有"形数惊恐，经络不通，病生于不仁，治之以按摩醪药。……痿厥寒热，其治宜导引按跷"的记载。《金匮要略》也有"四肢才觉重滞，即导引、吐纳、针灸、膏摩，勿令九窍闭塞"等诸多推拿治疗疾病的记载。扁鹊、华佗、张仲景、孙思邈等历代名医也都曾经用推拿按摩疗法为君主帝王和平民百姓治疗疑难杂症和解除疾病痛苦。历经几千年的总结和发展，今天的推拿疗法已经成为中医治疗内、外、妇、儿、骨伤、五官等各科病种的有效手段之一，也是中医独具特色的外治疗法。随着时代发展的需要和人们对绿色医疗的崇尚，推拿医学更是被国内外医学界高度重视和深度研究。当下，推拿学科在医疗、保健、预防、养生、美容、运动等领域都有了进一步的发展。

推拿按摩是中医学的一种传统自然疗法，它利用术者的手和肢体动作，或借助一定的器具、介质，通过对皮肤、血管、神经、肌肉、韧带、关节囊、皮脂腺、淋巴腺、经络、腧穴、反射区等的良性刺激，促进局部的血液循环，改善新陈代谢，促进炎症消散和吸收，缓解肌肉的痉挛和疼痛，从而达到治疗疾病的目的。

第一节　手法总论

用手或肢体的一定部位，按照各种特定的技巧动作，以施加力的形式在体表进行操作的方法称为推拿（按摩）手法。

手法要求持久、有力、均匀、柔和、深透、渗透。所谓"持久"，是指按照手法的技术要求和操作规范，保持技术动作和力度的连贯性，在手法操作时保持一定的时间。"持久"的要求可保证手法刺激积累到一定程度，起到调整脏腑功能、祛病健身的作用。所谓"有力"，是指手法必须具备一定的力度，一是直接作用于肌肤的力，二是维持手法需要的力。有力并不是指力量大，而是一种技巧力，要根据受术对象、施术部位、手法性质、病症虚实及体质的不同，施以恰当的技巧力，在取得良好按摩效果的同时避免不良反应。这种手法需要长期的实践才能掌握。所谓"均匀"，是指手法操作时，动作幅度、手法速度和力度大小都要保持均匀。幅度不可忽大忽小，速度不可时快时慢，力度不可时大时小，要保持手法的动作和力量的连贯性，使手法操作既平稳又有节奏性。所谓"柔和"，是指手法要求轻而不浮、重而不滞，用力不可生硬粗暴或用蛮劲，变换手法要自然。所谓"深透"，是指受术者对手法刺激的感应和按摩效果，要求手法的刺激不仅作用于体表，而且能深达筋脉、肌肉、骨骼，甚至脏腑，以达到有病治病、无病强身的目的。所谓"渗透"，是指手法产生的效果从浅层组织渗透到深层组织，如擦法产生的热逐渐渗透到深层，这称为"透热"。

以上几个方面的要求是密切相关、相辅相成、互相渗透的。持续的手法使肌肉张力和组织的黏滞性降低，可使手法的力量渗透到组织的深部。均匀协调的操作使手法更柔和。力量和手法技巧的结合使手法既有力又柔和，实现"刚中有柔、柔中有刚"，达到"刚柔相济"的境界。手法运用时，力量是基础，技巧是关键，两者兼而有之，缺一不可。

要达到上述要求，必须勤学苦练，使按摩手法由不会到会，由熟练到得心应手、运用自如，做到"一旦临证，机触于外，巧生于内，手随心转，法从手出"，才能取得良好的按摩效果。

根据形态和运动规律，可将手法分为以下六大类。

1.摆动类手法：以前臂的摆动带动指、掌、腕做协调的连续摆动的手法。

2.摩擦类手法：以指、掌、拳等贴附于体表，在肌肤表面做平面的直线或环旋移动的手法。

3.振动类手法：以较高频率的节律性的轻重刺激，持续作用于人体的手法。

4.挤压类手法：以指、掌、肢体的其他部位挤压或对称性地挤压体表的手法。

5.叩击类手法：以手及器械有节奏地叩打体表的手法。

6.运动关节类手法：对肢体关节进行被动活动的手法。

第二节　基础手法

一、摆动类手法

以前臂的摆动带动指、掌、腕做协调的连续摆动的手法称摆动类手法。

1. 一指禅推法

以拇指的指端、螺纹面或偏峰着力于施术部位或穴位上，沉肩，垂肘，悬腕，肘关节略低于腕关节，以肘为支点，前臂做主动摆动，带动腕摆动和拇指关节的屈伸活动的手法称一指禅推法，如图4-1所示。

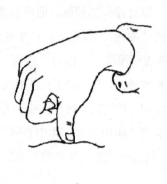
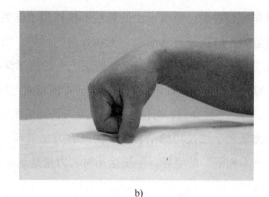

a)   b)

图 4-1　一指禅推法

a）示意图　b）实操图

（1）手法操作。手握空拳，拇指自然伸直，并盖住拳眼。以拇指的指端、螺纹面或偏峰着力于施术部位或穴位上，沉肩，垂肘，悬腕，肘关节略低于腕关节。以肘为支点，前臂做主动摆动，带动腕摆动，掌指关节或指关节做屈伸活动。腕摆动时尺侧低于桡侧，使产生的力轻重交替，持续作用于施术部位。

（2）动作要领

1）沉肩。肩部要放松，不要耸肩用力。

2）垂肘。上肢肌肉放松，肘自然下垂，略低于腕，尺侧略低于桡侧。

3）悬腕。腕关节自然悬屈并放松，掌与前臂间保持90°，使拇指处于垂直位，便于腕关节左右摆动。

4）掌虚。手握空拳，四指不着掌面，拇指垂直，食指中节抵住拇指面或拇指间关节，全掌除拇指用力外，其于部位都要放松。

5）指实。拇指自然用力，使拇指端、螺纹面或偏峰着实吸定于施术部位，不要离开或摩擦。

6）紧推。前臂的摆动和拇指的屈伸活动要有规律，频率较快，每分钟120~160次。

7）慢移。移动时应随前臂的摆动缓慢直线往返移动，动作要灵活自如。

8）压力。压力要均匀，自然用力，不可用暴力或蛮劲。

（3）手法作用及适用部位。一指禅推法可舒经活络、调和营卫、祛瘀消积、开窍醒脑、行气活血，适用于躯干部及四肢部的经络腧穴，也可用于颜面部和颈项部。

2. 揉法

术者以指、全掌、掌根或鱼际吸定在施术部位或穴位上，做轻柔环转活动，带动皮下组织一起运动的手法称揉法。揉法分为指揉法和掌揉法。

（1）手法操作

1）指揉法。以指腹吸定在施术部位或穴位上，着力进行轻柔和缓的旋转揉动，带动皮下组织一起运动的手法称指揉法，如图4-2所示。

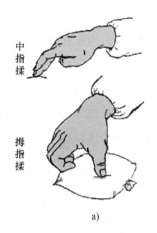
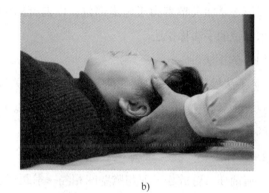

图4-2　指揉法

a）示意图　b）实操图

2）掌揉法。以手掌吸定在施术部位，腕关节放松，以肘为支点，前臂旋转摆动，带动腕关节摆动，使全掌进行环转运动的手法称掌揉法。根据着力部位的不同，可分为全掌揉法和鱼际揉法，如图4-3所示。

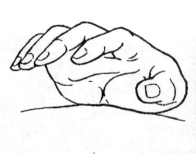
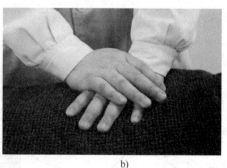

图4-3　掌揉法

a）示意图　b）实操图

（2）动作要领

1）指、掌要吸定在施术部位，不能与皮肤间产生摩擦。

2）手法要轻柔和缓，用力由轻到重再到轻，以顺时针为主；速度保持均匀，每分钟 120~160 次；移动要缓慢。

（3）手法作用及适用部位。揉法可宽胸理气、消积导滞、活血祛瘀、消肿止痛。指揉法适用于头面部及全身腧穴等部位，掌揉法适用于腹部、背腰部及四肢部等部位。

3. 㨰法

以第 5 掌指关节着力于施术部位，以前臂的旋转和腕关节的屈伸运动使力作用于施术部位的手法称㨰法。

（1）侧㨰法

1）手法操作。手指自然屈曲，以第 5 掌指关节背部吸定于施术部位，以肘关节为支点，前臂做主动摆动，带动腕关节屈伸，以手背部的三角区在施术部位做持续不断的往返㨰动，如图 4-4 所示。

2）动作要领

①肩前屈，臂放松，肘与胸壁间相隔一拳距离。

②肘关节屈曲 130°~150°。

③腕关节要放松，屈伸幅度约为 120°。

④第 5 掌指关节背侧要吸定，小鱼际及腕背部要吸附于施术部位，不可拖动、辗转或跳跃。

⑤压力、频率及摆动幅度要均匀，动作要协调而有节律。

3）手法作用及适用部位。侧㨰法可舒筋通络、活血祛淤、滑利关节、缓解痉挛、消除疲劳，适用于颈项、背腰及四肢部。

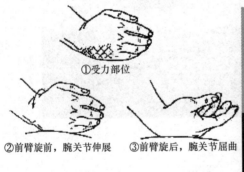

①受力部位

②前臂旋前，腕关节伸展　③前臂旋后，腕关节屈曲

a）

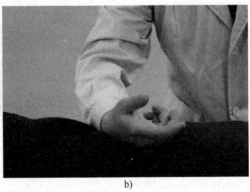

b）

图 4-4　侧㨰法

a）示意图　b）实操图

（2）立滚法

1）手法操作。术者手握空拳，以第 2~5 指近节指背着力于施术部位，通过前臂的旋转和腕关节屈伸，使拳面于施术部位进行连续往返滚动，如图 4-5 所示。

2）动作要领

①手指要着实于皮肤，不可产生摩擦。

②腕关节放松，手法要灵活，摆动幅度小于 90°。

③压力、速度、频率要均匀。

3）手法作用及适用部位。立滚法可舒筋活血、解痉止痛，适用于背腰部、臀部等肌肉丰厚的部位。

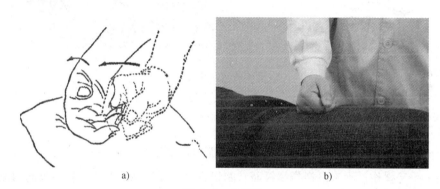

a)   b)

图 4-5 立滚法

a）示意图 b）实操图

二、摩擦类手法

以指、掌等部位贴附于体表，在肌肤表面做直线或环旋移动的手法称摩擦类手法。

1. 推法

术者以手、掌、肘着力于施术部位，进行单方向的直线移动的手法称推法。

根据施术时使用手的部位的不同，分为指推（单指、多指）法、掌推法和肘推法。根据施术时手法进行的方式不同，分为平推法、直推法、分推法和合推法。

（1）直推法

1）手法操作。术者以拇指螺纹面（或桡侧缘）或食、中指螺纹面或掌等着力于施术部位，以肘关节的屈伸带动腕、掌、指进行直线单方向推动，如图 4-6 所示。

2）动作要领

①拇指直推法时，也可以靠拇指的内收、外展的动作，进行直推。

②施术时，手法要轻快连续，一拂而过，如扫尘，以皮肤不红为度。

③施术时，必须直线进行，不可偏斜。

④手法频率较快，每分钟250次左右。

3）手法作用及适用部位。直推法可通经活络、行气消肿、消积导滞，适用于胸腹、四肢及背部等部位。

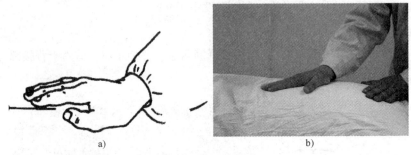

图4-6　直推法

a）示意图　b）实操图

（2）分推法

分推法分为指分推（拇指分推、多指分推）和掌分推。

1）手法操作。术者以拇指螺纹面、四指或手掌紧贴施术部位，自中央向两侧相反方向推动，如图4-7所示。

2）动作要领

①两手用力均匀一致，动作要协调、柔和。

②分推时，可直线推动，也可沿体表做弧形推动。

3）手法作用及适用部位。分推法可调理肠胃、消积导滞、疏通经络、行气活血，适用于胸腹、胁肋、头面等部位。

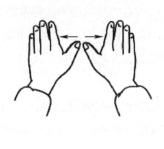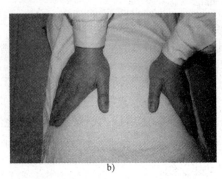

图4-7　分推法

a）示意图　　b）实操图

2. 摩法

以手指或手掌贴附于体表施术部位，有节律地做直线或环形摩擦的手法称摩法。摩法分为指摩法和掌摩法。

（1）手法操作

1）指摩法。手指并拢，掌指关节自然伸直，腕关节自然放松，以第2~5指的中节和末节指腹，贴附于施术部位皮肤上，做直线或环形摩动，如图4-8所示。

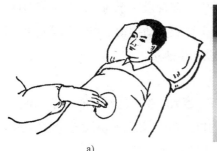
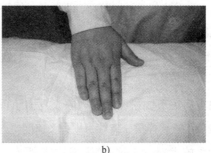

a)   b)

图4-8 指摩法

a）示意图　b）实操图

2）掌摩法。术者手掌自然伸直，腕关节自然放松，以掌根和掌心为着力点，全掌贴附于施术部位，在腕及前臂的带动下，持续而有节律地做直线或环形摩动，如图4-9所示。掌摩法常用于腰背及胸腹部。

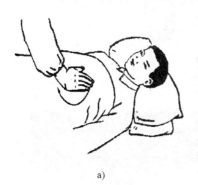
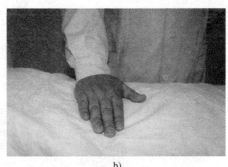

a)   b)

图4-9 掌摩法

a）示意图　b）实操图

（2）动作要领

1）肘关节微屈，腕关节放松，掌指关节伸直并拢。

2）指面、掌面紧贴施术部位，可做顺时针或逆时针方向的摩动。顺摩缓摩为补，相反为泻。

3）压力要均匀，动作要轻柔。指摩宜轻快，掌摩稍重缓。

（3）手法作用及适用部位。摩法可宽胸理气、和中健脾、消积导滞、消肿散瘀、调节胃肠蠕动。指摩法适用于颜面、眼周等部位，掌摩法适用于胸腹部。

3. 擦法

以指腹或掌面着力于施术部位，做往返摩擦或推擦运动使皮肤产生热量的手法称擦法，如图 4-10 所示。

（1）手法操作。术者腕部伸直，使手掌与前臂成一平面，以掌指或鱼际贴附于施术部位，稍用力向下按压，以肩为轴，上臂做主动摆动，带动前臂及手掌做均匀的上下或左右的往返直线摩擦运动，使皮肤产生热量。

（2）动作要领

1）肩关节放松，屈肘内收，发力于臂，蓄力于腕，动作平稳而有节律。

2）手法要连贯、持续，用力及速度要均匀、适中，不可忽快忽慢，要在直线上进行。

3）施术部位比较短时，需拉长距离，以免损伤皮肤。

（3）手法作用及适用部位。擦法可祛风散寒、温阳益气、调和营卫、消瘀止痛，适用于腰骶、四肢、肩等部位。

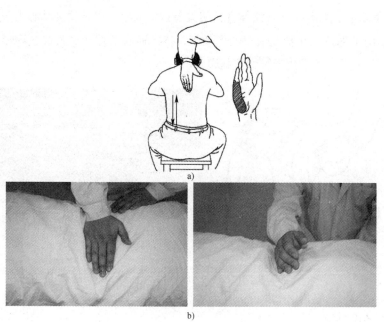

图 4-10　擦法

a）示意图　　b）实操图

4. 搓法

用两手掌面夹住一定部位，相对用力做方向相反的快速搓揉，并做上下方向往返移动的手法称搓法，如图 4-11 所示。

搓法可分为搓摩法、搓转法和搓揉法。两掌相对用力，做前后环转搓摩运动的手法，称搓摩法。两掌夹持肢体对称用力，做前后搓动，使肢体随之转动的手法，称搓转法。两手掌对称用力，做肩部的搓揉，称搓揉法。

（1）手法操作。受术者肢体放松，术者用两手掌面夹住肢体施术部位，相对用力，做方向相反的快速搓揉或搓摩运动，并同时做上下往返移动。反复操作数次。

（2）动作要领

1）肌肉要放松，用力要对称、均匀、适度。

2）动作要轻快、灵活、自如、连贯、刚柔相兼，移动要缓慢，避免暴力搓擦。

（3）手法作用及适用部位。搓法可调和气血、疏通经络，适用于四肢、胸胁及背腰等部位。

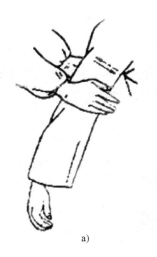
a)

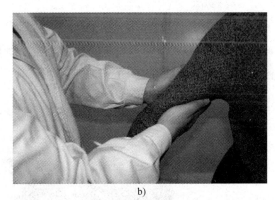
b)

图 4-11 搓法

a）示意图 b）实操图

三、振动类手法

以较高频率、节律性的轻重刺激，持续作用于施术部位的手法称振动类手法。

1. 抖法

术者手握肢体远端，做牵引摇转，使肢体呈波浪起伏状抖动，或手平放于施术部位，做左右、前后的旋转抖动的手法称抖法。

（1）手法操作

1）上臂抖动法。受术者取坐位，术者站在其体前外侧，与受术者手相握，使其上肢抬起60°左右，稍加牵引做左右方向的抖动，抖动幅度应由腕传递到肩部，使肩关节及上肢产生舒松感。反复操作。抖动时上肢伸直，肌肉要放松。本法为上肢按摩结束手法，如图4-12所示。

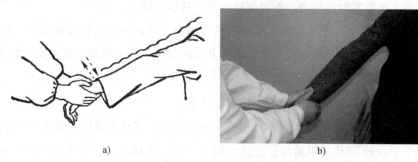

a)   b)

图4-12　上肢抖动法

a）示意图　b）实操图

2）下肢抖动法

①俯卧位抖动法。受术者取俯卧位，两下肢伸直平放于床上，术者站在其足后，双手握住足踝部，将下肢牵拉至离开床面，进行上下方向的快速抖动，使受术者产生舒松感，如图4-13所示。

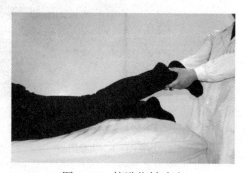

图4-13　俯卧位抖动法

②仰卧位抖动法。受术者取仰卧位，两下肢伸直平放于床上，术者站在其足后，双手分别握住两足背（或足趾），以足跟为支点，做两手相对的左右抖动，使受术者大腿前部肌肉向左右方向抖动，产生舒松感，如图4-14所示。

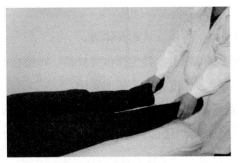

图 4-14　仰卧位抖动法

（2）动作要领。被抖动的肢体置于自然位，使肌肉处于最佳松弛状态。抖动幅度要小，一般掌握在 2~3 cm。频率要快，上肢每分钟 300 次左右，下肢每分钟 150 次左右。操作时动作要轻松、连续。

（3）手法作用及适用部位。抖法可调和气血、疏经通络、放松肌肉、消除疲劳，适用于四肢部。

2. 振法

以指、掌作用于施术部位，静止性用力，做上下快速的震颤动作的手法称振法，如图 4-15 所示。

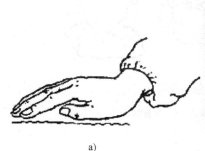
a)

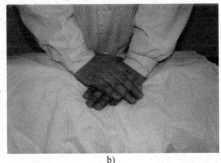
b)

图 4-15　振法

a）示意图　b）实操图

振法分为指振法和掌振法。以手指着力进行振动的手法称指振法，以手掌面着力进行振动的手法称掌振法。

（1）手法操作。用手指或手掌着力于体表或穴位，前臂和手部做静止性用力，使手臂发出连续的上下快速的震颤，使着力点产生振动，将力传导到体表或穴位。

（2）动作要领

1）着力点不能用力向下按压，或离开体表。

2）手及前臂静止性收缩用力，其他部位要放松，呼吸自然。

3）动作要连贯、持续，幅度要小，频率要快。

（3）手法作用及适用部位。振法可舒筋活络、镇静安神、活血止痛。指振法适用于穴位，掌振法适用于腹部、腰部。

四、挤压类手法

1. 按法

以手的不同部位或肘尖着力于施术部位，逐渐向下加压用力，按而留之的手法称按法，如图 4-16 所示。

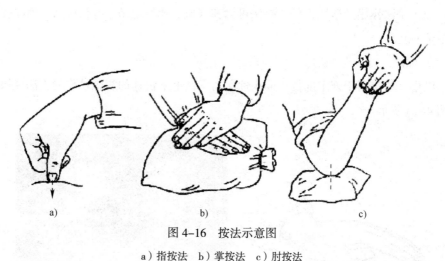

图 4-16　按法示意图

a）指按法　b）掌按法　c）肘按法

（1）手法操作

1）指按法。以拇指或食指、中指、无名指指面着力按压体表的手法称指按法，如图 4-17 所示。

2）掌按法。术者腕关节背屈，以掌根、全掌或鱼际着力按压施术部位的手法称掌按法，如图 4-18 所示。按压要停留片刻，再重复按压，即"按而留之"，可使按压保持平稳而有节律。若要增加力度，术者可两肘关节伸直，体前倾，借体重增加力度。双掌重叠着力时称叠掌按法。

3）肘按法。术者以肘尖代替手指或手掌，着力于施术部位进行按压的手法称肘按法，如图 4-19 所示。

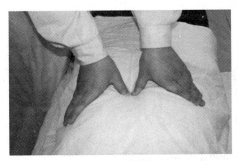

图 4-17　指按法实操图

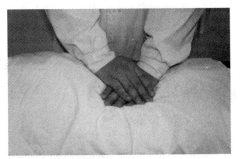

图 4-18　掌按法实操图

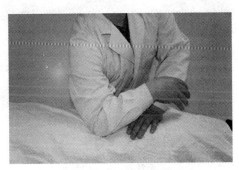

图 4-19　肘按法实操图

（2）动作要领。垂直向下按压，固定不移，用力由轻到重再到轻，稳而持续，忌用暴力。

（3）手法作用及适用部位。按法可调和气血、温中散寒、舒经通络。指按法适用于颜面部、穴位，掌按法适用于背腰、胸腹及下肢后侧等部位，肘按法适用于肌肉较厚的背腰部、臀部。

2. 拿法

拇指与余指螺纹面相对合呈钳形，夹住施术部位的肌筋，做持续而有节律的提拿或提捏的手法称拿法，如图 4-20 所示。

（1）手法操作。拇指与余指螺纹面相对合呈钳形，拿住施术部位，做持续而有节律的提拿或提捏，一紧一松交替连续进行。

（2）动作要领

1）拇指与余指对合用力要对称，用力要由轻到重，重而不滞，轻而不浮，不可暴力施术。

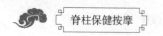

2）动作要连贯而有力，手法要灵活而有节律。

3）拿法刺激较强，用指腹着力（指端着力即为抠，容易损伤皮肤）。

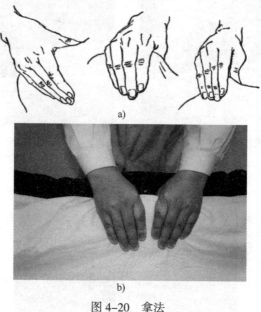

图 4-20　拿法

a）示意图　　b）实操图

（3）手法作用及适用部位。拿法可疏筋通络、缓解痉挛、开窍止痛，适用于颈肩、背腰、四肢、腹等部位。

3. 捏法

以拇指与余指指腹相对用力，挤捏肌肤，或做捻转挤拿的手法称捏法，如图 4-21 所示。

捏法分为两指捏法和三指捏法。以拇指腹与食指中节桡侧面对称用力的手法称两指捏法（见图 4-22），以拇指与食指、中指指腹对称用力的手法称三指捏法，如图 4-23 所示。

（1）手法操作。术者以拇指与余指指腹对合相对用力，捏起肌肤及皮下组织，做快速的捻转前进，使皮肉肌筋自指间捻转滑脱，逐步向前移动。

（2）动作要领

1）手法用力要均匀，刚中有柔，柔中有刚，灵活，自如，连贯而有节奏。

2）移动时沿肌肉外形轮廓移动，循序进行。

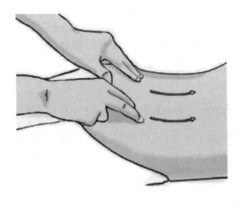

图 4-21　捏法示意图

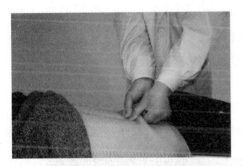

图 4-22　两指捏法实操图

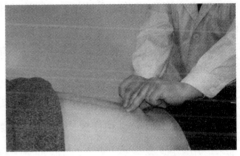

图 4-23　三指捏法实操图

（3）手法作用及适用部位。捏法可舒筋通络、行气活血、健脾和胃、调和阴阳，适用于背脊部、头部。

4. 拨法

以指端或指腹深按于施术部位，着力按而拨动的手法称拨法，也称指拨法、拨络法、弹拨法。

（1）手法操作

1）指拨法。术者拇指伸直，以拇指腹着力于施术部位，用力下压到一定深度，再做与肌纤维或肌腱、韧带或经络垂直方向的单向或来回拨动。余指轻扶于施术部位旁，以助用力，如图 4-24 所示。

2）肘拨法。以肘尖代替指进行拨法。施术部位肌肉发达丰满，指力不足吋应用肘拨法。

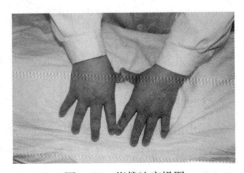

图 4-24　指拨法实操图

（2）动作要领

1）拨动时用力下压施术部位的筋腱，以有酸胀感为度，不可用力过大。

2）拨动时要带动肌肉、筋腱、韧带一起横向滑动，不能与皮肤产生摩擦或刺破皮肤。

3）用力深透，由轻到重，均匀和缓。每个部位拨动 2~3 次。

（3）手法作用及适用部位。拨法可解痉止痛、通经活络、行气活血，适用于韧带、肌腱、穴位及痛点周围。

五、叩击类手法

1. 拍法

用虚掌平稳而有节奏地拍打施术部位体表的手法称拍法，如图 4-25 所示。

（1）手法操作。术者手指自然并拢，掌指关节微屈曲，腕关节放松，运用前臂及腕部力量，使整个虚掌平稳而有节奏地反复拍打施术部位。

（2）动作要领

1）要平稳有节奏，整个手掌边缘要同时接触皮肤，拍打声音清脆而无疼痛。

2）腕关节放松，动作要协调，用力要均匀，灵活而富有弹性。

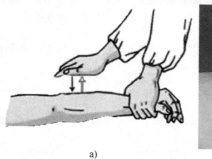
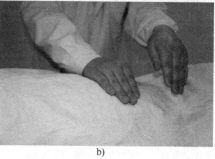

a)　　　　　　　　　　　　　b)

图 4-25　拍法

a）示意图　b）实操图

（3）手法作用及适用部位。拍法可疏筋通络、行气活血、消除疲劳、解痉止痛，适用于肩背、腰骶等部位。

2. 叩法

以小指侧轻击体表施术部位的手法称叩法，如图 4-26 所示。

（1）手法操作。叩法有"轻击为叩"的说法，较拍法用力要轻。五指自然分开，微屈曲，呈半握拳状，以小指侧着力，轻轻捶击施术部位，两手交替进行。

（2）动作要领

1）要垂直于施术部位施力，腕关节要放松，以前臂的屈伸带动腕关节做屈伸或侧屈动作。

2）手法要灵活、轻快而富有弹性，用力要均匀而柔缓。

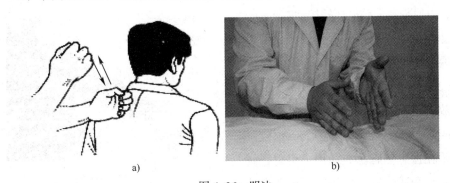

图 4-26　叩法

a）示意图　b）实操图

（3）手法作用及适用部位。叩法可疏通筋脉、通经活络、开窍醒脑、消除疲劳，适用于颈肩、四肢、腰骶部。

六、运动关节类手法

使关节被动旋转运动的手法称摇法。摇法为主要的运动关节类手法，分为摇颈法、摇肩法、摇髋法和摇踝法。

1. 摇颈法

（1）动颈法。受术者取坐位，术者站在其体侧。术者一手扶受术者前额（或托下颌），一手托枕后，依次使头部做前屈、后伸、左右旋转、侧屈和环转活动，如图 4-27 所示。

动作要领：要求手法要缓慢，达到最大活动幅度。

（2）头颈提摇。受术者取坐位，术者站在其体后。术者将两手拇指置于受术者枕骨下乳突部，余指托住下颌骨向上端提头颅而牵拉颈椎，并做颈前屈、后伸、左右旋转和环转活动。

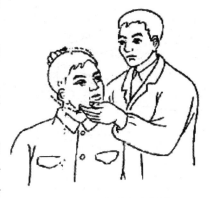

图 4-27　动颈法示意图

动作要领：手法宜缓慢柔和，幅度由小到大，在正常生理活动范围之内进行。

2. 摇肩法

（1）抱肩摇臂。受术者取坐位，上肢肌肉放松。以右侧为例，术者站在受术者右肩后方，以右臂从患肢腋下伸向前方，双手重叠按于右肩上，使患臂放于术者右肘部，以肘带动上肢做环转摇动。

动作要领：摇动时动作和缓，尽量增大外展角度。

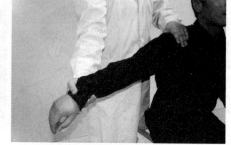

图 4-28　握腕摇臂

（2）握腕摇臂。受术者取坐位，上肢肌肉放松，术者站在患侧体后外方。术者一手四指置肩前，拇指置肩后，握住肩部；另一手托握患侧腕部。稍用力牵引，做上臂顺时针和逆时针方向环转，摇动肩关节数次，如图 4-28 所示。

动作要领：动作和缓，用力平稳，速度宜慢。幅度由小到大，在正常生理活动范围内扩大旋转幅度。

3. 摇髋法

受术者取仰卧位，术者站在其体侧。术者一手握在受术者的踝上方，另一手置于膝上固定膝关节，使髋和膝关节屈曲 90°，进行顺时针和逆时针方向环形旋转摇动数次，如图 4-29 所示。

动作要领：在生理活动范围之内，活动范围由小到大，力度由轻到重，也可双腿同时进行。

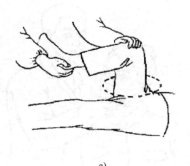

a)

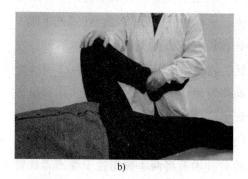

b)

图 4-29　摇髋法

a）示意图　b）实操图

4. 摇踝法

受术者取仰卧位，下肢自然伸直。术者一手握受术者的足踝部，一手握足掌前部及足趾，稍用力向下牵引拔伸，同时做踝部的环转摇动数次，如图 4-30 所示。

动作要领：踝要放松，手法要柔和，在牵引下摇动踝关节。

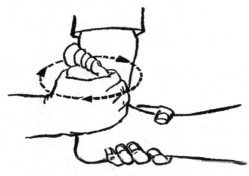

图 4-30　摇踝法示意图

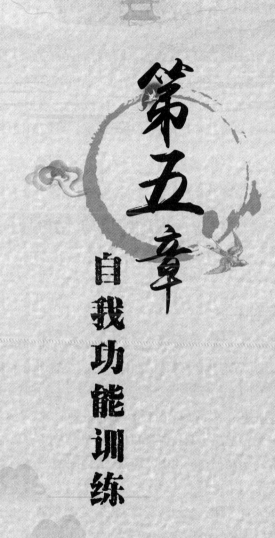

第五章

自我功能训练

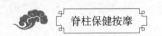

　　功能训练听起来是一个有些陌生的名词，但其实功能训练是从古至今都有的概念，古代就有"练武不练功，到头一场空"的说法。传统中医有很多对健康有益的健身方法，如五禽戏、八段锦等。古人认为，疾病痊愈不仅要靠治疗，还要靠患者自己的运动，二者结合才能获得最佳的效果。当然功能训练与这些传统的功法还是存在着差异。随着现代科学的发展，人们对病理机制的认识不断加深，功能训练的科学性和严谨性也得到强化。例如，腰椎和颈椎有问题的人要做什么样的功能训练、要在什么时候做何种功能训练都是很有讲究的，掌握好这些功能训练，可以最大程度保障脊柱的健康，若是做不好功能训练，可能即使做了手术，伤病也不会完全恢复。

第一节　功能训练与脊柱

一、功能训练的概念

　　功能训练的概念源于康复医学领域。医院的物理治疗师和作业治疗师经常要对患者进行功能训练，以帮助其恢复最佳的肢体功能。功能训练在康复方面起到的作用已经得到了广泛的认可和科研成果的支持。可以说，在肌骨康复和中枢神经系统康复中，功能训练的地位至关重要，没有功能训练很可能就没有最佳的康复效果。近些年，功能训练开始被应用于竞技体育和日常体育运动中，以提高人体的运动表现并在某种程度上预防运动损伤的出现。功能训练在体育领域的应用研究没有康复领域多，但是近几年的进步也是有目共睹的。2008 年，研究者分析并对比了固定器械训练与功能训练的不同。研究显示，与传统的固定器械训练相比，进行功能训练者在力量提升方面高出 58%，在平衡性提升方面高出 196%。

　　功能训练有别于一些固定器械训练，它更关注身体在三维平面中的加速、减速和稳定性，以及身体的平衡能力和协调性，并且要求身体多个关节共同参与。固定器械训练则更关注单一关节、单一平面的运动。两者相比较，功能训练在改善身体运动模式、提高身体运动表现方面更具优势，而固定器械训练更注重增加肌肉围度，在提高功能方面并没有功能训练效果好。功能性训练可以提高关节的灵活性和稳定性，也可以纠正不良的动作模式，在运动中减少损伤的发生概率。固定器械训练也不符合身体的正常运动模式，并不能真正防止损伤发生。虽然固定器械训练在身体功能恢复方面并不比功能训练好，但是它也不是一无是处，对于未参加过专业训练的普通人来说，单一关节、单一平面的运动要比功能训练简单易行，而且相对安全。

二、脊柱相关知识及功能训练的原理

脊柱是身体重要的组成部分，由 26 块椎骨组成，脊柱内部有脊髓通过。针对脊柱病理问题，中、西医都有很多治疗方法，如中医有针灸、推拿、正骨，西医有美式整脊、整骨。这些方法对于脊柱的病理性问题（如疼痛、关节活动受限、椎间盘突出导致神经症状等）都有很好的疗效，可以消除症状，但并不能提高脊柱本身的运动能力和健康水平。简而言之，治疗可以让身体恢复健康，但是并不能让身体从健康水平变得更强、更不容易患病。而功能训练就能让脊柱的功能更强，生理状态更健康。

功能训练在三维平面上增强脊柱的控制和稳定能力，在训练深层稳定肌肉的同时增强肌肉对脊柱的控制能力，这是功能训练特有的功能，也是其他疗法所不具备的。功能训练在康复中不仅可以应用于康复早期，更可以应用于康复后期。只有功能训练才能真正解决脊柱甚至全身的健康问题，没有功能训练的康复永远只是缓解症状，问题不会得到彻底的解决。

功能训练属于一种主动治疗，在当今社会的常见疾病中，主动治疗的有效性已被证实。甚至在某些疾病和亚健康状态中，主动治疗在康复过程中甚至起着决定性作用。美国运动医学协会（ACSM）出版了《ACSM 运动测试与运动处方指南》一书，将很多功能训练的方法（如平衡性、力量训练等）收录其中，并将这些方法推荐给很多慢性病人，可见功能训练的重要性不容小觑。康复治疗的最终目标是最大限度地恢复患者的肢体功能，这就要求治疗师和患者共同努力，克服身体各个环节的功能障碍。治疗师的主要工作内容是帮助患者减轻疼痛等病理性限制，为患者制订专业的功能训练方法并指导其完成训练，患者要做的就是最大限度地参与其中，积极配合工作。

三、功能训练对常见脊柱问题的主要处理原则

脊柱的健康问题非常普遍，久坐以及不良的身体姿态都会导致脊柱出现各种问题，或处于不健康状态。

1. 常见的脊柱相关问题

在现代社会中，久坐少动已经成为很多人的常态，随着智能手机和各种移动电子设备的不断升级，低头族也越来越多，这导致了现代人的脊柱问题最常见于颈椎和腰椎。对部分患者来说，这些问题可能并不会直接引发患者主观的不适感或者疼痛，但这些问题是身体变坏的第一步，之后可能会有更严重的问题出现。

颈椎的常见问题有肩颈僵硬紧张不适及酸痛、颈椎曲度变直及反弓、颈椎椎体退化、颈椎骨质增生、颈椎间盘突出、手胀手麻、头昏脑涨及睡眠质量不高（不易入睡或者容易早醒）等。

腰椎的常见问题有腰肌劳损、腰椎曲度变直、腰椎骨质增生、腰椎间盘突出，以及椎管狭窄等。

这些问题有些属于病理性改变，有些是功能障碍和主观感受不适，十分常见。要解决这些问题不仅仅需要良好的康复治疗，还需要配合功能训练，才能取得最佳的疗效。

2. 功能训练的禁忌证

（1）肿瘤。需要影像学的诊断依据，另外在病史方面的问诊十分重要，常见的相关病史问诊如是否有既往肿瘤病史、无法解释的身体体重下降、药物及保守治疗1个月无效、卧床休息没有缓解、疼痛时间大于1个月，其他症状包括食欲缺乏、发热、寒战、僵直和盗汗。

（2）脊柱骨髓炎。询问是否有静脉吸毒、既往泌尿道感染或皮肤感染史。

（3）脊柱骨折。首先询问是否有明确的外伤史，这是怀疑骨折最重要的依据，其次是年龄，因为老年人体质较弱，较轻的摔跤或者搬重物也可能造成骨折。

（4）神经性症状。询问是否有尿失禁和 / 或大便失禁。这些患者需要 MRI 或者 CT 诊断。

（5）强直性脊柱炎。需要影像学检查并配合组织相容性抗原 B27 检测。

排除这些禁忌证后，就可以在一定程度上确保功能训练的安全性。

3. 脊柱的生物力学相关知识

脊柱的生物力学相关知识是功能训练的基础，只有了解脊柱各个部位的生物力学功能，才能更好、更有针对性地做好功能训练，取得最佳的康复效果。

脊柱分为颈椎、胸椎和腰椎。颈椎的屈曲角度约为 40°，伸展角度约为 60°；胸椎的屈曲角度约为 45°，伸展角度约为 40°；腰椎屈曲角度为 60°，伸展角度为 20°。颈椎的侧屈角度为 35°~45°，胸椎的侧屈角度为 20°，腰椎的侧屈角度为 20°。颈椎的旋转角度为 45°~50°，胸椎的旋转角度约为 35°，腰椎的旋转角度约为 5°。

第二节　脊柱健康问题的评估流程

如何正确处理针对脊柱的健康问题呢？首先必须排除相关的禁忌证；然后要对脊柱做评估（即各项功能检查），了解脊柱的运动功能；最后按照相应的流程来进行脊柱的功能训练。

一、脊柱屈曲、伸展、旋转功能检查

1. 颈椎段屈曲功能检查

站姿低头测试：双脚并拢，身体直立，颈椎向前屈曲。正常情况下，下巴可以碰触到胸骨，如图 5-1 所示。注意前屈颈椎过程中不要张嘴。

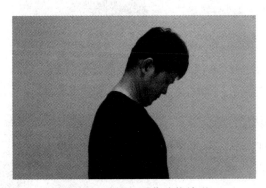

图 5-1　颈椎段屈曲功能检查

2. 胸腰段屈曲功能检查

站立体前屈测试：双脚并拢，身体直立，然后低头含胸弯腰，双手触摸脚尖。正常情况下，双手可以触摸到脚尖，脊柱呈现一条"C"字形曲线，如图 5-2a 所示。

坐式体前屈测试：如果不能摸到脚尖，可以坐在椅子上做坐式体前屈，观察脊柱是否可以呈现一条"C"字形曲线，如图 5-2b 所示。

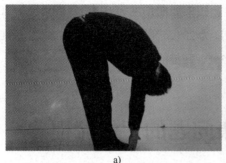 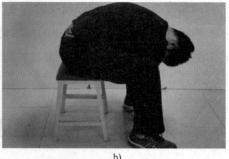

a)   b)

图 5-2　胸腰段屈曲功能检查

a）站立体前屈测试　b）坐式体前屈测试

3. 颈椎段伸展功能检查

站姿头后仰测试：双脚并拢，身体直立，头部后仰。正常情况下，下巴和额头的连线与水平线的夹角应为 10° 左右，如图 5-3 所示。

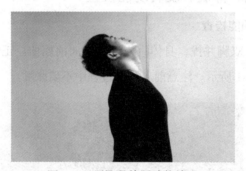

图 5-3　颈椎段伸展功能检查

4. 胸腰段伸展功能检查

站立位脊柱后伸测试：双脚并拢，身体直立，双手叉腰，向后伸展脊柱。正常情况下，肩胛骨下角要超过脚后跟，骨盆前侧的髂前上棘要超过脚尖，如图 5-4 所示。

5. 颈椎段旋转功能检查

双脚并拢，身体直立，头部向左、向右分别旋转。正常情况下，旋转的角度应为 80°~90°，即下巴可以转动到与肩关节平行，双侧旋转的角度应该一致，如图 5-5 所示。

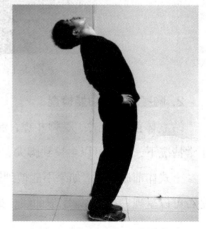

图 5-4　胸腰段伸展功能检查

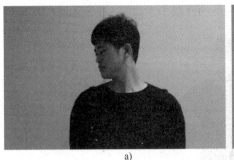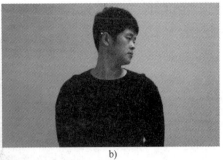

a) b)

图 5-5　颈椎段旋转功能检查

a）向右旋转　b）向左旋转

6.胸腰段旋转功能检查

坐在椅子上，双手交叉放于胸前，头部相对锁骨保持直立不要旋转，向左、向右各转动上半身。正常情况下，可以转动 40°~45°，两侧旋转角度应无明显差别，如图 5-6 所示。

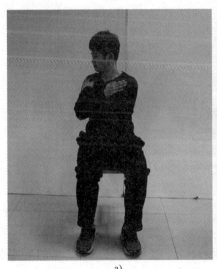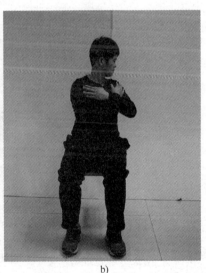

a) b)

图 5-6　胸腰段旋转功能检查

a）向右旋转　b）向左旋转

二、呼吸功能检查

1.膈肌功能评估

端坐，脊柱直立，双手放在下肋部，并给予一定的压力，吸气时感受下侧肋骨会不会向两侧顶开。正常情况，下肋部会向外侧顶开双手，如图 5-7 所示。

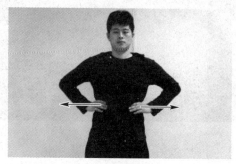

图 5-7　膈肌功能评估

2. 腹式呼吸功能评估

仰卧位，双腿弯曲，双脚平放于地面，一手放在胸骨剑突处，另一手放于下腹部。正常情况下，胸骨处的手没有太多移动，而下腹部的手会在吸气时向天花板移动，吐气时向地面移动，如图 5-8 所示。

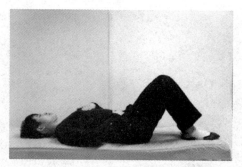

图 5-8　腹式呼吸功能评估

三、姿势评估

身体的不良姿态常常会导致脊柱的压力异常，对于脊柱来说常见的不良姿态有骨盆前倾或后倾、下颌前突、含胸与驼背等。

1. 骨盆前倾或后倾

骨盆由 3 块骨头融合而成，包括髂骨、坐骨和耻骨。骨盆的前方有两个明显的骨性标志即髂前上棘，后方骶骨旁也有两个骨性标志即髂后上棘。正常情况下，髂前上棘应该略低于髂后上棘。中立的骨盆会有一个骨盆倾角，约为 11°±4°，如图 5-9 所示。

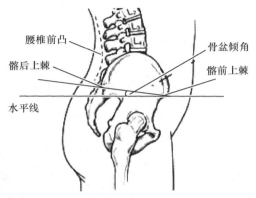

图 5-9 骨盆中立示意

骨盆在正常姿态下，髂前上棘与耻骨联合的平面应该垂直于地面。但是如果髂后上棘过高于髂前上棘，且髂前上棘与耻骨联合的平面不垂直于地面，并为锐角，则是骨盆前倾。骨盆前倾会导致腰椎的曲度过大，小腹部突出，膝关节超伸，会发生腰痛或膝痛。而髂后上棘如果低于髂前上棘，且髂前上棘与耻骨联合的平面不垂直于地面，并为钝角，这就会导致骨盆后倾。骨盆后倾会导致腰椎曲度变直，椎间盘突出的风险也会增加。骨盆前倾与骨盆后倾如图 5-10 和图 5-11 所示。

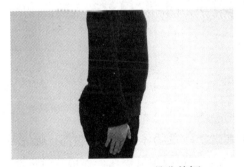

图 5-10 骨盆前倾

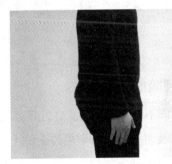

图 5-11 骨盆后倾

2. 下颌前突

在标准的体态中，头部应该在肩膀的正上方，耳垂应该在肩峰的上方，而下颌前突的人，耳垂在肩峰前方，头部也在肩膀的前方。下颌前突不仅仅会影响美观，更会导致上颈椎（寰枕关节和寰枢关节）的紧张，即中医常说的风池穴附近张力偏高，也就是枕下肌群（头后小直肌、头后大直肌、头上斜肌和头下斜肌）的紧张。长时间下颌前突会影响颈部的血液循环及头部的供血。下颌前突如图 5-12 所示。

3. 含胸与驼背

正常胸椎会有一个生理曲度，如果角度过大，则称为驼背。含胸由驼背导致，表现为双侧上肢内旋、肩胛骨前伸，也可由胸大肌的紧张导致。长期的含胸与驼背会导致脊柱生理曲度不正常、胸廓呼吸功能障碍、肩胛骨附近酸痛等。含胸与驼背如图 5-13 所示。

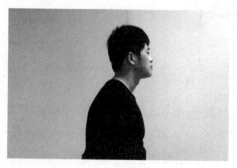
图 5-12　下颌前突

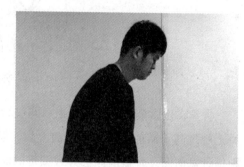
图 5-13　含胸与驼背

第三节　常用的功能训练方法

一、呼吸的改善方法

呼吸功能不正常的人群要进行呼吸的改善。

腹式呼吸训练：将一个小的壶铃（或不超过 1 kg 的物体）放于下腹部，吸气时顶起，吐气时下降，每组 20 次，共 4 组。该项训练可以提升腹压，促进膈肌运动，降低脊柱过多的代偿活动，从根本上改变脊柱的功能，如图 5-14 所示。

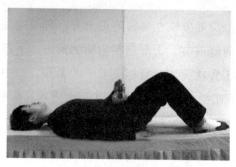
图 5-14　腹式呼吸训练

二、核心肌群的激活训练

1. 仰卧抬腿

仰卧，面朝天花板，双脚踩地，吐气时抬起一条腿，吸气时放下，保持身体稳定，每条腿做10次，共3组，如图5-15所示。后期可以躺在泡沫轴上进行运动，增加难度。

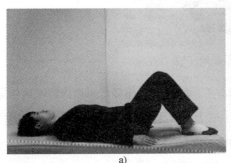
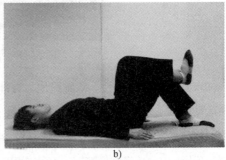

a)　　　　　　　　　　　　　　　　　　b)

图 5-15　仰卧抬腿

a）仰卧，双脚踩地　b）吐气时抬腿，吸气时放下

2. "死虫子"训练

双腿屈膝屈髋，双手放在膝关节上，膝手对抗，保持10 s，共3组，如图5-16所示。

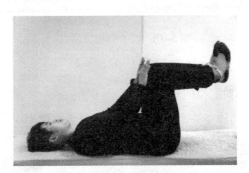

图 5-16　"死虫子"训练

三、不良体态的改善方法

1. 含胸驼背的改善方法

（1）平躺泡沫轴。将泡沫轴放在肩胛骨之间，躺下，双手掌心向上，置于身体两侧，双腿屈曲，正常呼吸，平躺40 s~1 min。注意头部的正常姿势，下颌不要前突，如图5-17所示。

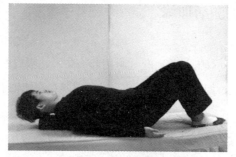

图 5-17　平躺泡沫轴

（2）改善胸椎灵活性。双膝跪地，臀部坐在脚踝上（跪坐姿势可以保证腰椎锁定，单独运动胸椎），一只手手肘撑地，另一只手放于头后部，转动胸椎向天花板看，每侧转动 10~12 次。注意头部要跟着胸椎一起旋转，而不是只转胸椎，如图 5-18 所示。

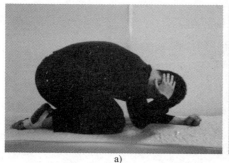
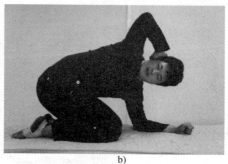

a)　　　　　　　　　　　　　　　　b)

图 5-18　改善胸椎灵活性

a）步骤 1　b）步骤 2

（3）胸大肌和胸小肌的拉伸与放松

1）胸大肌拉伸的两种姿势如图 5-19 所示，每侧拉伸 15 s，共 3 组。

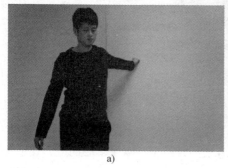
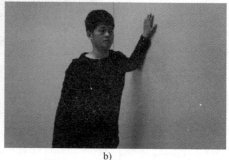

a)　　　　　　　　　　　　　　　　b)

图 5-19　胸大肌拉伸

a）姿势 1　b）姿势 2

2）胸小肌的"花生球"松解。用"花生球"按压住胸小肌的痛点，可用手按压，也可用胸小肌将"花生球"抵在墙上，增加按压力度。每侧保持 10 s，如图 5-20 所示。

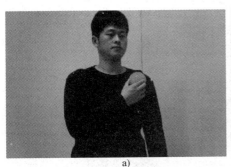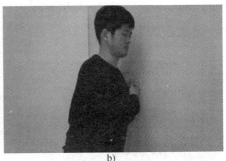

a)   b)

图 5-20 胸小肌的"花生球"松解

a）姿势 1 b）姿势 2

（4）上背部训练

1）T 训练。俯卧位，双臂侧平举，手掌握拳，拇指向上，保持肩膀上部肌肉放松，向后夹紧背部，每组 15 次，做 3~5 组，如图 5-21 所示。

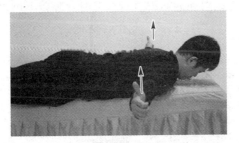

图 5-21 T 训练

2）W 训练。俯卧位，双臂弯曲，呈"W"字形，手掌握拳，拇指向上，肩膀上部放松，肩胛骨收紧，保持 20 s，做 3~5 组，如图 5-22 所示。

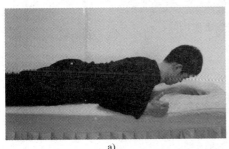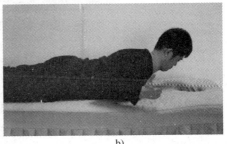

a)   b)

图 5-22 W 训练

a）起始动作 b）肩胛骨收紧

2. 骨盆前后倾的改善方法

（1）骨盆前后倾训练。增加骨盆本体感觉，找到中立位。骨盆向前倾时，腰椎要离开墙壁，骨盆后倾时，腰椎要贴近墙壁，每组进行 10 次，做 2~3 组，如图 5-23 所示。每次都要慢慢做，可以闭上眼睛感受骨盆的前后倾。

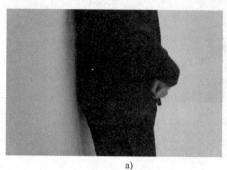 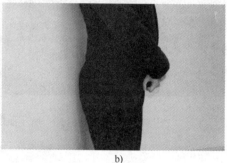

a)   b)

图 5-23　骨盆前后倾训练

a）骨盆后倾　b）骨盆前倾

（2）屈髋肌群拉伸。对屈髋肌群进行拉伸时，膝盖下可以垫一个软质物品防止膝关节疼痛，保持 20~30 s，共 4 组，如图 5-24 所示。

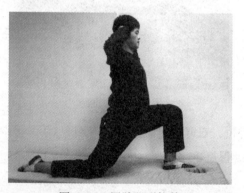

图 5-24　屈髋肌群拉伸

（3）臀大肌和腘绳肌的训练。臀桥是一个能很好发展腘绳肌和臀大肌的训练动作，建议每组动作保持 40 s，做 3~5 组。动作要点：抬起臀部时，肩、髋、膝要在一条线上；双臂可以放在身体两侧，但是不能过多支撑身体的重量，如图 5-25 所示。

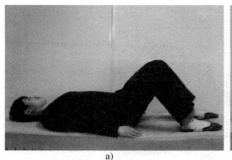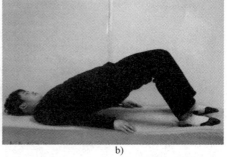

图 5-25 臀桥

a）步骤 1 b）步骤 2

（4）腹肌的力量训练。仰卧抬腿可以很好地增加腹肌的力量，将前倾的骨盆恢复中立位。建议每组 12~15 次，共 4 组，如图 5-26 所示。

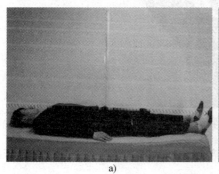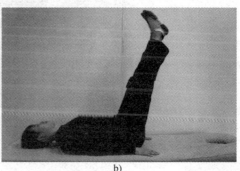

图 5-26 仰卧抬腿

a）步骤 1 b）步骤 2

3. 下颌前突的改善方法

（1）在保持住颈椎曲度的前提下进行下颌回收训练。在颈椎中下段放一个毛巾卷，将颈椎托起，使颈椎保持正常生理曲度，下巴回收时保持枕骨略抬离地面，不宜抬得太高，如图 5-27 所示。这样才能真正在保护颈椎正常生理曲度的情况下改善下颌前突的不良体态，否则可能会破坏颈椎曲度。

（2）胸锁乳突肌的拉伸。胸锁乳突肌是颈部前侧的肌肉，一侧胸锁乳突肌收紧可以使颈椎前屈（低头），即"同侧屈、对侧旋"，双侧收紧可以使颈椎出现下颌前突的姿势。牵拉两侧胸锁乳突肌可以缓解下颌前突，右侧胸锁乳突肌的拉伸如图 5-28 所示。

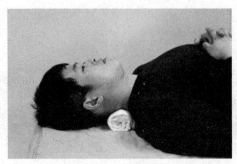

图 5-27　在保持住颈椎曲度的前提下进行下颌回收训练

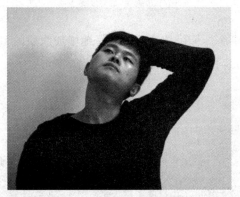

图 5-28　右侧胸锁乳突肌的拉伸

（3）促进颈椎曲度恢复的训练。在做颈部后伸肌力量训练之前，应该先进行颈椎曲度的训练，每组 10 次，共 3 组，如图 5-29 所示。

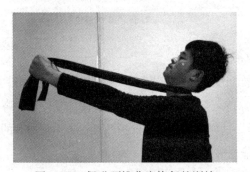

图 5-29　促进颈椎曲度恢复的训练

（4）颈椎后伸肌力量训练。保持住下巴收紧，头部向后用力对抗弹力带向前的拉力，这时候要保持对抗状态，不做动态运动，保持 15~20 s，共 4 组，如图 5-30 所示。

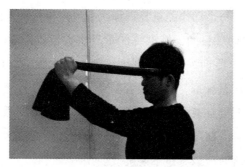

图 5-30　颈椎后伸肌力量训练

第四节　无氧训练和有氧训练

一、无氧训练

常见的无氧训练以肌肉力量训练（又称抗阻训练）为主，也就是我们常说的举铁训练。其实肌肉力量训练不仅仅限于举铁，常见的弹力带训练也是很好的无氧训练方法。把握好运动量和运动强度，肌肉力量训练就可以快速提高肌肉的质量和能力。通常来说，肌肉能力包括力量、耐力和爆发力三个方面。爆发力对于职业运动员（尤其是短跑、投掷类项目运动员）十分重要，但是对于普通健身人群来说，力量和耐力则是更为重要的。因为职业运动员的训练目标是：更高、更快、更强，而普通人群的训练目标是能够更健康、更快乐地生活（如可以完成正常的体力劳动、降低患慢性病的风险等）。

通常来说，无氧运动的频率是每周 2~3 次，并且为了防止身体出现延迟性肌肉酸痛，同一块肌肉或肌群的训练间隔应该大于 48 h。

无氧训练要遵循平衡训练原则和功能性原则。要平衡训练肌肉是因为肌肉训练不均衡很可能导致损伤，引起身体姿态的改变，因此应该尽量平衡地训练肌肉。而功能性原则则是尽量采取多关节、多平面的运动，不要单一发展肌肉的围度，这样身体才能不僵化，更加具有功能性。

无氧训练训练量的制订：通常来说可以采取 4~6 组的训练量，每个肌群一般可以采取 1~2 种方式来进行训练，组间休息为 2~3 min，甚至更短，具体情况要根据训练者的身体状况而定。每个动作的重复训练次数应该根据训练的目的而定。如果以提高肌肉耐力为主要训练目的，则训练的重复次数可以是 15 次 / 组；如果是以增加肌肉力量和体积为主要训练目的，则训练的重复次数可以是 8~12 次 / 组。每个训练动作都应该做得尽量标准，否则很容易产生运动损伤。老年人可以适当降低组数和重复次数。训练时要注意呼吸，在举起时呼气，放下时吸气，不推荐有心血管问题或风险的人群在训练时屏气。虽然屏气时力量相对会变大，但是对心脏的压力也会变大，因此在训练时应该尽量不要屏气。

二、有氧训练

有氧训练是指身体在氧气供应充分的前提下进行锻炼。有氧运动可以使心肺功能得到有效的提高，让身体各个器官得到更多的氧气，增强器官的功能。有氧训练对身体的好处常体现在降压、减脂、提高免疫能力、预防糖尿病、改善心血管的不良状况、预防骨质疏松、保持关节的相对健康等方面。

有氧运动的频率是每周 3~5 次。在确定运动强度之前，应该明确如何检测强度。对于普通健身人群来说，运动强度可以通过检测最大心率（HR_{max}）的百分比来实现。最大心率 =220− 年龄。例如，一个 20 岁的人，其最大心率就是 220 − 20 = 200 次 / 分钟。健身时，有氧运动的心率以达到最大心率的 60%~80% 为宜，即心率和呼吸明显增加。如何计算这个强度呢？可以采用心率储备法（HRR）来计算。要达到的训练中心率是靶心率（THR），其计算公式为：靶心率（THR）=（HR_{max}−HR_{rest}）× 运动强度 % + HR_{rest}，其中 HR_{rest} 是安静心率。

一般来说，健康人群的靶心率应控制在 120~180 次 / 分钟，具体要根据个人情况而定。而对于一些已经患有慢性病或其他疾病的人来说，他们在训练前要咨询医学专家和其他相关人士，以确定靶心率。

针对有氧运动的运动量和运动时间，美国运动医学会（ACSM）和美国心脏病协会（AHA）的建议是每周通过运动累计消耗至少 1 000 kcal 的能量，可以提高健康体适能。也就是说，每周应累计运动 150 min 或者每天坚持活动约 30 min。

有氧运动的种类很多，如游泳、骑车、慢跑、健身操等，那到底应该如何选择运动种类呢？

对于过于肥胖、膝关节或踝关节有过损伤的人群，推荐游泳运动。游泳可以很好地保护膝关节和踝关节，而且游泳对于减脂的效果良好，如果配合饮食调节效果更佳。

骑车可以锻炼下肢肌肉力量和提高心肺能力，相对于跑步，对膝关节的冲击更小，但是腰椎间盘突出者可能要谨慎选择骑车，因为长期弓背骑行可能会增加腰椎间盘突出的可能。

慢跑是发展心肺系统的良好训练方式。最近几年越来越多的人选择慢跑，但是对于膝关节有损伤的人群，慢跑应该谨慎进行，必要时候要咨询医学专家和其他相关人士。

健身操作为一项很好的有氧运动，已经在很多地方得到广泛开展，并得到无数人的喜爱。不过，健身操的跳跃运动比较多，身体扭转的运动也很多，这很可能导致膝关节的不适，甚至损伤。

第五节　日常生活中导致脊柱损伤的常见动作与注意事项

脊柱几乎会参与日常生活的各个方面，坐、站、躺、行走都会有脊柱的参与，日常生活中的不良习惯会对脊柱产生不良刺激，甚至会导致脊柱的退化和损伤。例如，很多椎间盘突出的人都没有明显外伤或者症状，却在影像学的检查中发现了椎间盘的问题，这其实就是日常生活的很多不良习惯导致椎体长期姿势不正确、压力不平衡，最终导致纤维环的压力不正常并造成撕裂，以致髓核突出。所以，日常生活中脊柱保养非常重要。

本书为了方便读者阅读和更好地了解日常生活或工作中的不良姿态，特意原创了以图钉先生和蚊香小姐为原型的卡通人物进行具体说明，以方便读者理解。

一、会导致脊柱损伤的常见动作

1. 弯腰提重物

弯腰提重物会导致腰椎的扭伤，其原因是在弯腰过程中腰椎过度屈曲，过度拉伸腰椎的棘间韧带、棘上韧带，以及椎体间的深层肌肉（多裂肌等），如果在弯腰过程中，身体出现向左或向右的旋转，则很可能会导致腰椎的小关节紊乱，这也是产生疼痛的原因之一，如图 5-31 所示。

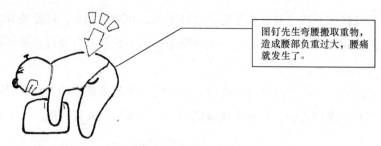

图 5-31　弯腰提重物

2. 低头看手机

手机是现代生活中离不开的智能工具，但是不正确的看手机姿势，如过度低头看手机，会导致颈部的严重不适。过度低头会导致颈椎后部肌肉拉长，张力增高，甚至颈椎曲度变直或脸部不对称，如图 5-32 所示。

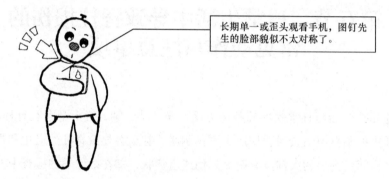

图 5-32　低头看手机

3. 瘫坐

瘫坐又叫"北京瘫"，这是一个会让人感觉很放松的姿势，但是这个姿势常会导致骨盆后倾和腰椎曲度的变直，如图 5-33 所示。所以保持正常的坐姿非常重要，最好在腰椎处垫一个垫子，保持住腰椎的正常生理曲度，缓解腰椎的不良压力。

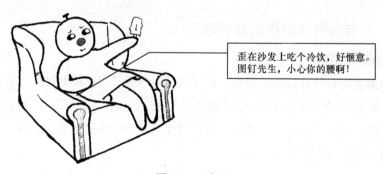

图 5-33　瘫坐

4. 久坐

久坐会导致脊柱的椎旁肌的疲劳和萎缩，使肌肉对脊柱的保护能力下降，脊柱骨关节的承重负荷也会增加，甚至会导致关节的退化，并且产生疼痛和不适，影响身体健康，如图 5-34 所示。

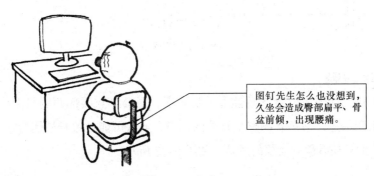

> 图钉先生怎么也没想到，久坐会造成臀部扁平、骨盆前倾，出现腰痛。

图 5-34　久坐

5. 穿高跟鞋

高跟鞋可以提升女性的气质，但是也会给脊柱带来不良的负荷，长期穿高跟鞋会导致前足受力过大，骨盆前倾角度增加，腰椎弧度及腰椎椎体后侧压力增加，很容易产生疼痛，如图 5-35 所示。

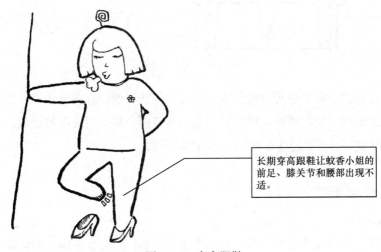

> 长期穿高跟鞋让蚊香小姐的前足、膝关节和腰部出现不适。

图 5-35　穿高跟鞋

6. 睡软床

正常人每天晚上睡眠时间应不少于 6 h，如果床过软则很容易造成脊柱在三维平面内的变形，如图 5-36 所示。所以，选择一张软硬适中的床对于脊柱的健康十分必要。

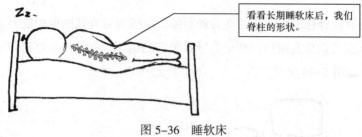

看看长期睡软床后，我们脊柱的形状。

图 5-36　睡软床

7. 跷二郎腿

长期跷二郎腿不仅会导致髋关节的不适，更会导致腰部两侧肌肉的长度不同，产生酸胀和不适，甚至影响整个脊柱的健康，还有可能导致脊柱侧弯，产生各种脊柱疼痛，此外还有静脉血栓的风险，如图 5-37 所示。

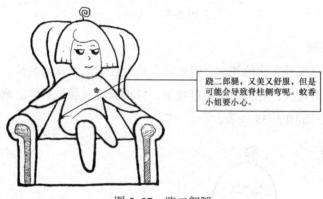

跷二郎腿，又美又舒服，但是可能会导致脊柱侧弯呢。蚊香小姐要小心。

图 5-37　跷二郎腿

以上这些都是常见的对脊柱伤害很大的动作或习惯，这些动作或习惯如果不能得到纠正，时间一长，脊柱一定会很容易产生劳损，甚至引发各种症状，要想拥有健康的脊柱就一定要纠正这些不正确的动作或习惯。

二、注意事项

1. 搬东西

搬东西尤其是搬重物时，不要采用弯腰的姿势，而是要下蹲，用腿部的力量来搬动东西，而不是用腰椎的力量。

2. 长期使用手机或计算机

一般来说，颈椎应该在看手机和计算机时保持相对中立的位置，在保持肩部放松的同时，耳垂不要超过肩峰，眼睛平视，如果有需要，可以把计算机的显示器抬高，让它与视线平行，这样就能保持颈椎和肩膀的相对姿势了。

3. 坐姿

不良的坐姿很可能会影响脊柱的健康，那么如何纠正不良坐姿呢？第一，坐时一定要保证脊柱处于正常姿态；第二，在腰椎后部应该垫一个腰垫，使腰椎保持正常的生理曲度，这样可以保持腰椎良好的力线分布，防止退变产生；第三，久坐后一定要站起来进行适当的活动，这样可以保证关节有适当的润滑和周围软组织的弹性。

4. 床

在选择床的软硬时，可做以下观察：站到床上时床面下降不应超过 5 cm，最好不超过 3 cm，这样的床一般来说会对脊柱有很好的支撑效果。

第六节　健身运动中的建议

当前，健身理念已经深入人心，越来越多的运动方式已被大众接受。如何科学有效、持久、安全地健身越来越受人们关注。大众健身的目的在于提高体适能，减少疾病的发生概率。健身与医疗相结合，才能真正地做到防病，将患病的危险降到最低。本节将给出健身运动中的一些建议。

一、体适能

美国运动医学会将体适能定义为人们拥有或获得的、与完成体力活动的能力相关的一组要素或特征。体适能是实现基本生活质量的身体素质保障。体适能可以分成健康相关或技术相关两个类别。

1. 健康相关的体适能

（1）心血管耐受性。持续体力活动中循环和呼吸系统能够提供氧的能力。

（2）肌肉力量。肌肉对抗阻力的能力。

（3）肌肉耐力。肌肉持续运动而不产生疲劳的能力。

（4）柔韧性。关节运动的有效范围。

2. 技术相关的体适能

（1）灵活性。快速准备改变身体空间位置的能力。

（2）协调性。应用感觉，如视觉和听觉共同协调身体完成流畅准确动作的能力。

（3）平衡性。在静止或运动中保持平衡的能力。

（4）力量。个体完成工作的能力或效率。

（5）反应时间。受到刺激到开始反应之间的时间。

（6）速度。能够在短时间内运动的能力。

一般来说，推荐所有 18~65 岁的健康成人至少每周 5 天、每天 30 min 进行中等强度的有氧体力活动，或者至少每周 3 天、每天 20 min 较剧烈运动。如果每次不能坚持 30 min（或以上），则建议可以分次进行锻炼，每次锻炼时间不能小于 10 min。每个成年人每周进行维持或者增加肌肉力量和耐力的训练不应少于 2 天。

每次运动前后，拉伸运动都必不可少，拉伸可以提高关节的活动范围以及肌肉的柔韧程度。但是对于拉伸的效果和科学性，目前学界仍未达成一致意见。有些研究认为拉伸会降低肌肉的爆发力或者力量，甚至影响肌肉耐力，但是有些研究认为拉伸对这些方面并没有影响。比较流行的观点是：静态拉伸可能会对肌肉的耐力和力量产生影响，动态拉伸可能会在一定程度上提高肌肉的功能。因此，动态拉伸可以放在训练之前即热身运动中，而静态拉伸可以在训练之后进行。

动态拉伸是一种可以增强肌肉柔韧性，从而增加关节活动度的拉伸。与传统拉伸相比，动态拉伸可以更大程度地增加活动范围，而且可以快速提高身体的适应能力，提升运动表现。动态拉伸不仅可以提高关节活动度，还能将更多的血液和氧气运输到软组织中。越来越多的职业体能教练和健身教练认识到动态拉伸对提高运动表现和降低运动损伤风险所起到的作用。

对于大众健身来说，完整的运动健身应该包括热身运动、无氧运动和有氧运动，最后以整理活动结束。其中，无氧运动和有氧运动的具体情况要根据运动场所的条件、参与者的个体喜好，以及当天具体的健身目的等多方面因素来确定。例如，如果喜欢在健身房内训练力量，可能无氧运动的比例就要更高一些，而在户外跑步，则有氧运动的比例就要大于无氧运动，这要根据不同状况而定。

二、常见的简单功能训练及要领

1. 深蹲

常见的深蹲有负重深蹲、徒手深蹲，以及靠墙静蹲等。一般来说，深蹲可以很好地提升下肢和核心力量，提高心肺功能及下肢各关节的灵活性，如果身体下肢不够灵活，那么很可能无法完成一个标准的深蹲动作。深蹲最常见的错误是膝关节内扣，也就是深蹲时出现"X"形腿，这是十分危险的行为，因为这样会损伤膝关节的内侧副韧带，严重者甚至损伤前交叉韧带和半月板。所以在深蹲时，膝关节尽量不要内扣，而应保持与足部在同一竖直平面内。

2. 臀桥

臀桥对于发展身体后侧链（腘绳肌、臀大肌和背部肌肉）的力量非常有利。臀桥应该保持大小腿的夹角约为90°，抬起身体时臀部、肩膀和膝关节在一条直线上，这个动作可以做静止性运动，也可以做动态训练。

3. 俯卧撑

俯卧撑是上肢训练的经典动作，徒手俯卧撑不仅可以训练胸大肌，还可以增加身体核心肌群的稳定性。正确的姿势是双手略宽于肩，双脚尖触地（如果感觉过于吃力不能完成，则可以采用膝关节着地的姿势进行训练），在训练过程中，身体不能摇晃，要保持身体稳定。

4. 平板支撑

平板支撑是训练核心肌群的"王牌"动作，它可以提高核心肌群的耐力和稳定性，增加腹横肌对腰椎的保护功能。正确的姿势是双脚脚尖着地，双侧肘关节着地，身体前侧离开地面，保持肩部、臀部和膝关节在一条直线上，腹部不要塌，脊柱保持住中立位不变（如果无法完成，可以采用膝关节着地的姿势进行训练）。

5. 快走

快走对于减脂和增强心肺功能有非常好的功效，不仅对膝盖损伤小，还可以保持运动的效果，加快机体的代谢，对于心脑血管病和糖尿病有很好的预防作用，因此特别推荐中老年人进行快走。一般来说，每天快走30~40 min，可以很好地提高身体机能。在快走时，应穿着运动鞋，切忌穿着皮鞋快步走。

6. 慢跑

慢跑是非常好的运动，在提高身体机能和预防慢性病方面有很好的效果。慢跑的运动强度相对于快走要强一些，对身体尤其是下肢的运动能力要求较高，建议慢跑者在训练结束后一定要进行肌肉的放松和拉伸，以防止疲劳的积累和运动损伤的产生。另外，慢跑时应穿着专业跑鞋，并选择塑胶跑道进行跑步，以免发生不必要的运动损伤。

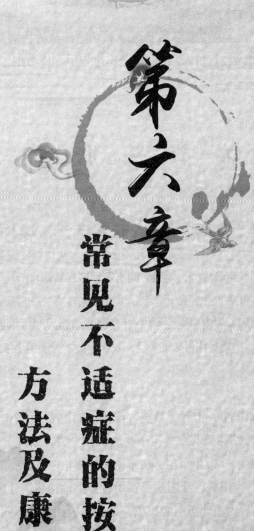

第六章

常见不适症的按摩方法及康复

日常生活中常见不适症如头胀痛、腰痛、失眠、痛经等的发生与脊柱有千丝万缕的密切联系。本章以图文并茂的方式论述了简单实用的针对常见不适症的按摩手法，以及康复和功能训练方法，旨在方便读者根据本章所述，按需进行自我按摩或锻炼，也可以指导他人进行相关操作。

本章所论述的不适症的按摩手法及康复和功能训练方法需要排除手法禁忌证，或者在医院得到相关诊断后进行操作。在操作过程中，应根据不同人群的需要，从浅入深，循序渐进，不可强求。

第一节　头　胀　痛

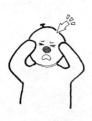

在当前紧张的生活和工作节奏下，出现头胀痛的人越来越多，大多表现为局限于头颅上半部，包括前额、头顶、后头连及项背部位的疼痛，一侧或全头疼痛，疼痛时间不定，多在紧张且不规律的工作、生活或情志不舒后发生，常可影响人们的工作、学习和生活。头胀痛病因繁多，神经痛、颅内感染、颅内占位病变、脑血管疾病、颅外头面部疾病，以及全身疾病如急性感染、中毒等均可导致头痛，发病年龄常见于各个年龄段。

一、中医认识

我国对头胀痛认识很早，甲骨文就有"疾首"的记载，《黄帝内经》称之为"脑风""首风"，认为其乃外在风邪寒气犯于头脑而致。究其所说，认为头胀痛的发生与外感风邪有密切的关系。张仲景在《伤寒论》中提出了外感头痛的分经辨证思路，并在太阳病、阳明病、少阳病、厥阴病篇章中较详细地论述了外感头痛的辨证论治。《东垣十书》指出外感与内伤均可引起头痛，根据病因和症状不同而有伤寒头痛、湿热头痛、偏头痛、真头痛、气虚头痛、血虚头痛、气血俱虚头痛、厥逆头痛等，还补充了太阴头痛和少阴头痛，从而将头痛论述得更为详尽。综上所述，头胀痛的产生与起居不慎、外出当风、头部经脉不通、情志不舒、肝郁化火、上扰清窍、紧张劳累、头部气血逆乱、脑失所养等有密切的关系。

二、现代医学认识

头部位于颈部的正上方，正常情况下应保持在一个中立的位置，这样才有利于气血的流动，保证各项功能的正常发挥。但在当今紧张而繁忙的工作和生活中，人们长期使用计算机、手机、平板电脑，头部会不自觉地向前，或者由于坐姿不良，导致头部经常朝一个方向扭转，或者由于接听电话过多，头部向一侧倾斜，加之缺乏合理有效的功能锻炼，久而久之头部脱离了其原有的正确位置。例如，头颅与颈部交界的地方是枕后的 8 块肌肉，一边 4 块，其中头后大直肌、头上斜肌和头下斜肌构成了枕下三角，其内上界为头后大直肌，外上界为头上斜肌，外下界为头下斜肌。三角的底为寰枕后膜和寰椎后弓，浅面借致密结缔组织与夹肌和半棘肌相贴，枕大神经行于其间。枕下三角内有枕下神经和椎动脉经过。枕下神经为第 1 颈神经后支，在椎动脉与寰椎后弓间穿出，行经枕下三角，支配枕下肌。椎动脉穿寰椎横突孔后转向内，行于寰椎后弓上面的椎动脉沟内，穿过寰枕后膜入椎管，再经枕骨大孔入颅。头前位时，枕骨下间隙缩小，使得枕下肌处于短而无力的状态，头部过分旋转或枕下肌痉挛则会压迫椎动脉，使颅内供血不足，以上两种情况皆可引发头痛。枕下肌群如图 6-1 所示。

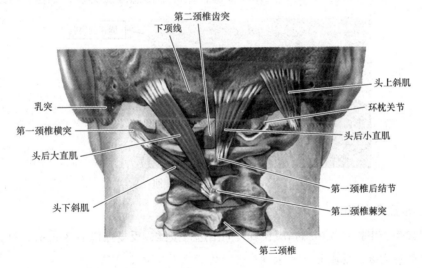

图 6-1　枕下肌群

上述这些肌肉本身功能的丧失或代偿，会导致气血逆乱、脑失所养而发生头胀痛，所以有"肌肉致头痛，头痛治肌肉"的说法。

三、调整及按摩方法

1. 调整体态

站位时，挺胸收腹，肩关节后伸，尽可能靠拢脊柱，头顶上移、后移，保持头部在颈部的正上方，尽可能将脊柱延展，如图 6-2 所示。

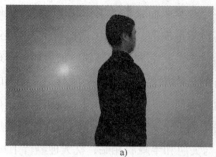
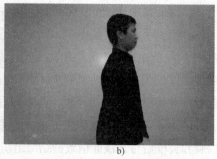

图 6-2　调整体态

a）挺胸收腹，肩关节后伸　b）保持头部在颈部正上方

2. 捻揉胸锁乳突肌

坐位时，头略偏向一侧，使肌肉放松，以同侧拇指与食指桡侧相对捏住胸锁乳突肌，由上而下进行捻揉，反复操作 3~5 遍，以局部微感酸胀为度，如图 6-3 所示。

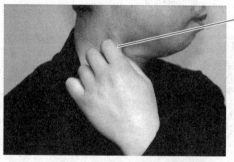

胸锁乳突肌

图 6-3　捻揉胸锁乳突肌

3. 按揉乳突周围

以食指、中指、无名指指腹在乳突周围进行按揉，反复操作 1~3 min，以局部感觉酸胀微热为度，如图 6-4 所示。

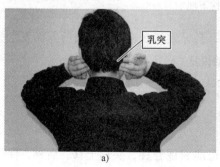
乳突

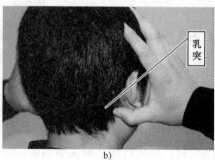
乳突

a）　　　　b）

图 6-4　按揉乳突周围

a）动作示意　b）腧穴示意

4. 按揉锁骨下缘（锁骨下肌）

以食指、中指、无名指指腹按揉锁骨下缘 1~3 min，左手揉右侧，右手揉左侧，以局部感觉酸胀微热为度，如图 6-5 所示。

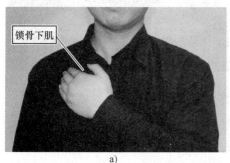
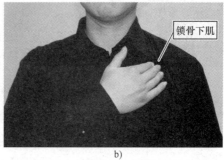

a)　　　　　　　　　　　　　　　　b)

图 6-5　按揉锁骨下缘

a）左手揉右侧　b）右手揉左侧

5. 按揉头部两侧

两手五指张开，以指腹按揉头部两侧，也可适当地捏拿头部两侧的筋膜，反复操作 3~5 min，以局部感觉松弛微热为度，如图 6-6 所示。

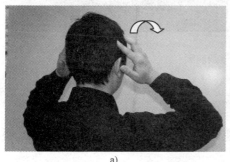
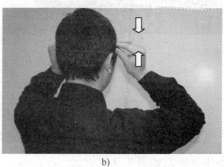

a)　　　　　　　　　　　　　　　　b)

图 6-6　按揉头部两侧

a）按揉头侧　b）捏筋膜

6. 按揉太阳穴、风池穴

以中指或中指、无名指分别按揉太阳穴、风池穴各 1 min，以局部感觉酸胀为度，如图 6-7 所示。

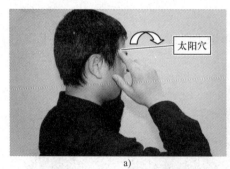
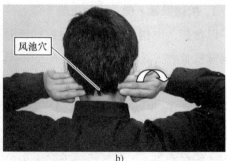

图 6-7　按揉太阳穴、风池穴

a）按揉太阳穴　b）按揉风池穴

7. 分刮前额

以食指桡侧分刮前额两侧 10~20 遍，如图 6-8 所示。

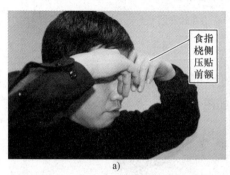
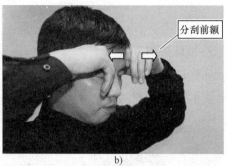

图 6-8　分刮前额

a）步骤 1　b）步骤 2

8. 点揉腧穴

点揉手少阳三焦经的阳池、外关等三焦经路线上腧穴，以及手太阳小肠经后溪腧穴各半分钟，如图 6-9 所示。

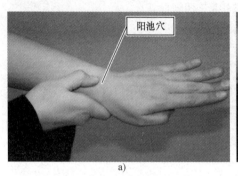
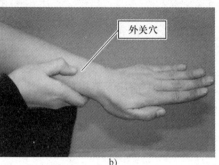

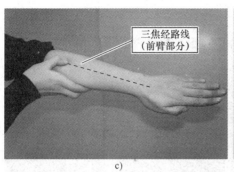
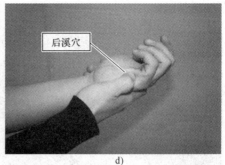

图 6-9 点揉腧穴

a）点揉阳池穴 b）点揉外关穴 c）三焦经路线（前臂部分） d）点揉后溪穴

9. 擦颈部

头微低，将手掌尺侧压贴在颈部，用小鱼际擦头颈交界处，反复操作 30~50 次，以局部有热感为宜，如图 6-10 所示。

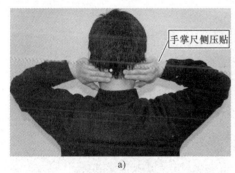
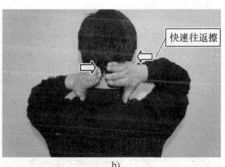

图 6-10 擦颈部

a）步骤 1 b）步骤 2

10. 按压肝经路线

盘腿位，用双手拇指交替按压足厥阴肝经的行间到太冲腧穴，以局部感到酸胀微热为度，如图 6-11 所示。

四、康复和功能训练方法

头胀痛一般要经过医学专家检查和诊断，如果问题不是很严重，可以进行一定的功能训练，其目的是矫正头部相对于肩关节的位置，调整上颈椎（寰枕关节和寰枢关节）的位置，改善枕骨下肌群的张力。因其他原因或临床检查引出病理反射的，则需要遵循医嘱。

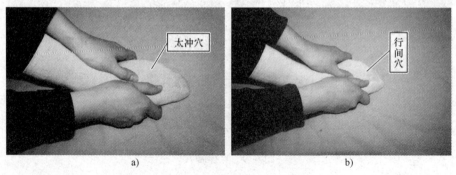

太冲穴

行间穴

a)   b)

图 6-11　按压肝经路线

a）按压太冲穴　b）按压行间穴

1. 下颌回收训练

双眼平视前方，保持视平面不变的情况下，向后收紧下颌，坚持 15~20 s，共 3 组，如图 6-12 所示。

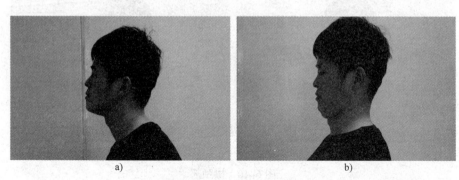

a)   b)

图 6-12　下颌回收训练

a）步骤 1　b）步骤 2

2. 胸锁乳突肌的拉伸

以拉伸右侧胸锁乳突肌为例，保持下颌收紧，向左侧侧屈并向右侧旋转头部，保持 15 s，共 2 组，如图 6-13 所示。

3. 颈深肌群力量训练

四点（双手及双膝）跪撑，保持下颌收紧，头部顶住一个瑞士球，向上、下、左、右四个方向运动颈椎，每个方向运动 5 次，共 3 组，如图 6-14 所示。

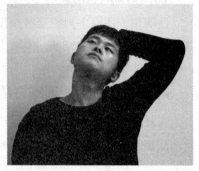

图 6-13　胸锁乳突肌的拉伸

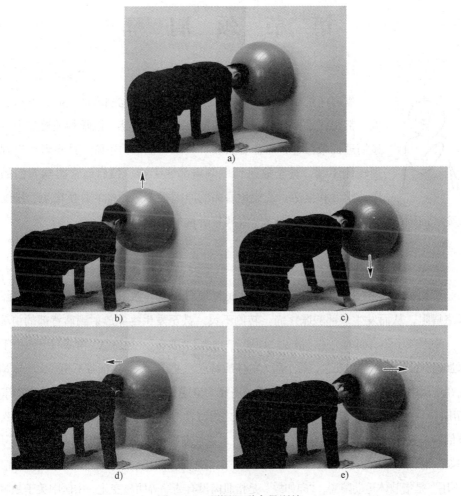

图 6-14　颈深肌群力量训练

a）四点跪撑，头部顶住端士球　b）向上运动颈椎

c）向下运动颈椎　d）向左运动颈椎　e）向右运动颈椎

4. 颈后肌群力量训练

保持颈椎中立位，头后部放一个弹力带，双手从前侧拉住弹力带，头向后靠，手向前拉弹力带，保持对抗 10~15 s，共 3 组。训练过程中要保持正常呼吸，不要屏气。

第二节 颈 肩 痛

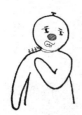颈肩痛是指在起床或紧张工作之后，自觉颈肩部酸痛、不适、沉重，常用双手捏拿后颈部或肩部以缓解不适感，医学相关检查未有明显病理征象报告，可伴有头痛、失眠、记忆力下降，严重者可出现头颈转侧不利，甚至放射到一侧肩部或手指。颈肩痛常影响人们的工作、学习和生活。造成颈肩痛的原因很多，颈椎的骨质增生、椎间盘改变、肩周的疾病都可以导致颈肩痛，发病年龄常见于各个年龄段。

一、中医认识

颈肩痛发生的原因，中医认为，睡眠时颈肩暴露，致其感受风寒、气血凝滞、经络痹阻，从而发生颈部酸胀疼痛、转侧不灵，甚至发生疼痛放射到肩背部的情况。

中医关于颈肩痛的论述，散见"项痹""项强""项痛""颈筋急"等条目下，由于中医强调辨证论治和整体观念，每个病人的体质特点、主要症状、体征各不相同，所以颈肩痛在中医中会有不同的名称。最早关于颈肩痛的论述见于《黄帝内经》，《素问·逆调论》指出："……骨痹，是人当挛节也。帝曰：人之肉苛者，虽近衣絮，犹尚苛也，是谓何疾？岐伯曰：荣气虚，卫气实也。荣气虚则不仁，卫气虚则不用，荣卫俱虚，则不仁且不用，肉如故也，人身与志不相有，曰死。"其中，"肉苛"是指肌肉麻木，"不仁"是指不知痛痒，"不用"是指肢体运动障碍，"肉如故"是指肌肉没有萎缩等明显变化。中医中关于颈肩痛的病因主要有"风寒湿邪侵袭"，如《素问·痹论》指出："风寒湿三气杂至，合而为痹也。"说明病变的发生是由于卫外不固，风寒之邪侵入太阳经络而致，由于颈肩部感受风寒湿邪，使局部气血循行受阻，不能荣养颈项而发病。此外，中医认为颈肩痛的发生与年老、瘀血、血虚、颈部姿势不良、颈部肌肉痉挛等也有密切的关系。

二、现代医学认识

只有当头部位于颈部的正上方，且颈部位于肩部的正上方时，颈肩部分布的肌肉才会按照其原本正常的模式发挥功能，颈肩部才能发挥其正常的屈伸或旋转功能。身体的姿态一旦改变，肌肉的力线会重新分布，肌肉的代偿模式启动，就好比一辆原本能够正常行驶的汽车，由于 4 个轮子的位置发生偏斜，久而久之，整辆汽车都会出现诸多问题，最终出现行驶困难的情况。伏案工作会使人的肩胛骨出现前引，如果使用计算机的姿势不当，还会出现头前移，加之人们缺乏锻炼，后背肌肉的力量不够强大，不足以对抗肩胛骨的前引和头的前移，久而久之，就会出现圆肩驼背的不良体态，在这种体态下，肌肉原本正常的功能会发生代偿，时间久了，就会发生颈肩部疼痛。正常体态和不良体态如图 6-15 所示。

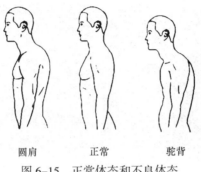

图 6-15　正常体态和不良体态

正确的上半身姿势，无论是坐姿还是站姿，都应是直立的，头应该在肩膀上，肩部放松。不良的上半身姿势则会出现头部前倾（颈椎的自然弯曲消失或减少）、圆肩、中背部即胸椎部位后曲增加、肩胛骨耸起，这就是我们常说的上交叉综合征（见图 6-16）。上交叉综合征主要是某些肌肉的不平衡引起的。有些肌肉比较强，比较紧张，如胸大肌、胸小肌、背阔肌、肩胛提肌、斜方肌上束、胸锁乳突肌、斜角肌等。有些肌肉则比较弱，如菱形肌、斜方肌中下束、前锯肌，以及使肩外展的肩袖肌群、深层颈屈肌等。强弱肌肉形成了一个交叉，所以称作上交叉综合征，这是临床上引起颈肩痛的重要原因，也是当下工作和生活中引起人们颈肩痛的一个重要原因。

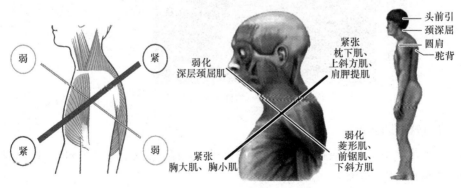

图 6-16　上交叉综合征示意图

三、调整及按摩方法

1. 调整体态

站位时，挺胸收腹，肩关节后伸，尽可能靠拢脊柱，头顶上移、后移，保持头部在颈部的正上方，尽可能将脊柱延展，如图6-17所示。

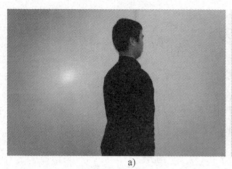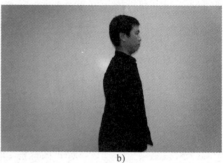

a)   b)

图6-17　调整体态

a）挺胸收腹，肩关节后伸　b）保持头部在颈部正上方

2. 捻揉胸锁乳突肌

坐位时，头略偏向一侧，使肌肉放松，以同侧拇指与食指桡侧相对捏住胸锁乳突肌，由上而下进行捻揉，反复操作3~5遍，以局部微感酸胀为度，如图6-18所示。

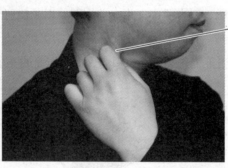

胸锁乳突肌

图6-18　捻揉胸锁乳突肌

3. 按揉乳突周围

以食指、中指、无名指指腹在乳突周围进行按揉，反复操作1~3 min，以局部感觉酸胀微热为度，如图6-19所示。

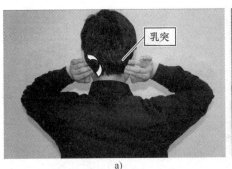
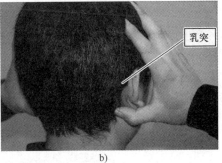

图 6-19　按揉乳突周围

a）动作示意　b）腧穴示意

4. 按揉颈后两侧肌肉

双手食指、中指、无名指并拢，由上而下按揉颈部两侧，可配合颈部的屈伸，反复操作 3~5 遍，动作不易过快，以自身耐受为度，如图 6-20 所示。

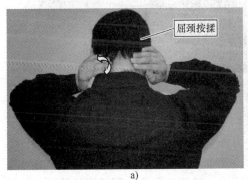
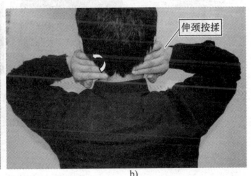

图 6-20　按揉颈后两侧肌肉

a）屈颈按揉　b）伸颈按揉

5. 按揉第 7 颈椎周围

双手多指按揉第 7 颈椎周围，可配合颈部的屈伸，反复操作 3~5 遍，动作不易过快，以自身耐受为度，如图 6-21 所示。

6. 按揉锁骨下及喙突周围

多指按揉锁骨下及肩胛骨喙突周围，反复操作 3~5 遍，以自身耐受为度，如图 6-22 所示。

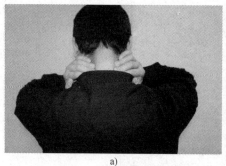
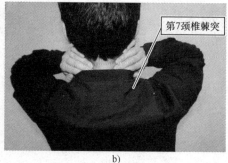

a)   b)

图 6-21　按揉第 7 颈椎周围

a）屈颈按揉　b）伸颈按揉

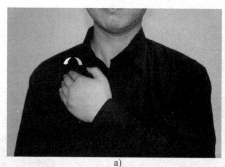
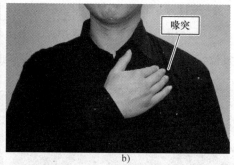

a)   b)

图 6-22　按揉锁骨下及喙突周围

a）按揉右侧　b）按揉左侧

7. 按揉头部两侧

双手多指按揉头部两侧，反复操作 3~5 min，适当地捏拿头部两侧的筋膜，以局部感觉松弛微热为度，如图 6-23 所示。

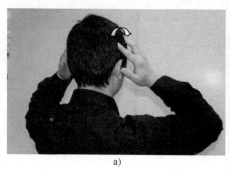
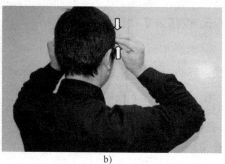

a)   b)

图 6-23　按揉头部两侧

a）按揉头侧　b）捏筋膜

8. 按压手少阳三焦经

拇指按压手少阳三焦经 3~5 遍，点揉阳池穴、外关穴、后溪穴各 1 min，以感觉酸胀为度，如图 6-24 所示。

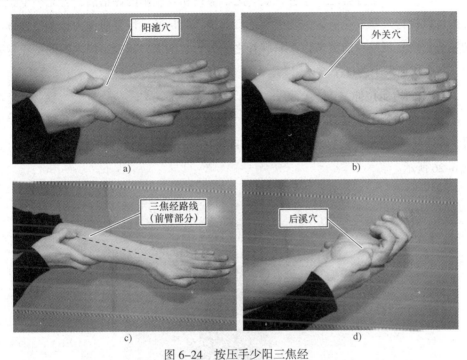

图 6-24 按压手少阳三焦经

a）按压阳池穴 b）按压外关穴 c）三焦经路线（前臂部分） d）按压后溪穴

9. 擦颈部

头微低，将手掌尺侧压贴在颈部，用小鱼际擦头颈交界处，反复操作 30~50 次，以有热感为宜，如图 6-25 所示。

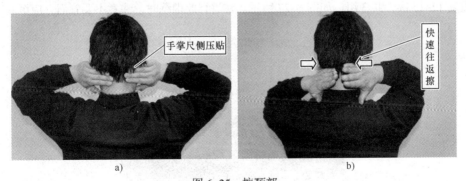

图 6-25 擦颈部

a）步骤 1 b）步骤 2

四、康复和功能训练方法

颈肩部疼痛十分常见，经过专业的医学检查和康复师的评估后，若无严重禁忌证则可以进行一些安全有效的功能训练。训练目的是通过恢复肌肉力量调整肩颈部的姿势，恢复颈椎和肩关节以及肩胛骨之间的力学平衡，减少组织之间的不正常张力，减少疼痛发生的概率。

1. 上斜方肌拉伸

以拉伸右侧上斜方肌为例演示操作方法：保持头部中立位，右手抓住椅子边缘，左手将头拉到左侧，以感觉到肩膀有明显的拉伸感为度，保持 15 s，共 2 组，如图 6-26 所示。

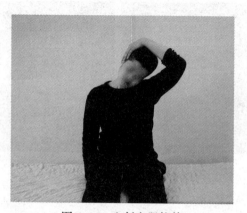

图 6-26　上斜方肌拉伸

2. 下斜方肌力量训练

俯卧位，双手上举，与头部中线呈 60° 夹角，肘关节伸直，双手上抬，然后放下，重复 12~15 次，共 3 组，如图 6-27 所示。在进行此训练时，注意不要耸肩，应沉肩。

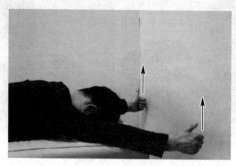

图 6-27　下斜方肌力量训练

3. 菱形肌力量训练

俯卧位，双手侧平举，手掌握拳，拇指朝上，双手向上抬离地面，然后放下，重复 12~15 次，共 3 组，如图 6-28 所示。在进行此训练时，注意不要耸肩，应沉肩。

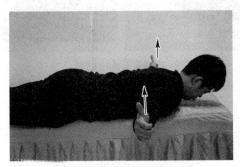

图 6-28　菱形肌力量训练

4. 胸大肌拉伸

直立位，双腿弓箭步开立，将肩关节外展 90°，肘关节屈曲，将小臂放于墙壁上，身体向前推动，保持胸部肌肉的张力 15 s，共 2 组，如图 6-29 所示。

5. 颈深屈肌稳定性训练

仰卧位，下颌收紧，将头部抬离床面约一张 A4 纸厚度的距离，保持 8～10 s，共 2 组，如图 6-30 所示。

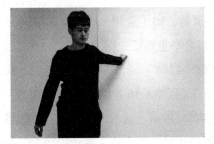

图 6-29　胸大肌拉伸

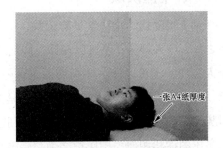

图 6-30　颈深屈肌稳定性训练

6. 改善胸椎的灵活性

双膝跪地，臀部坐在脚跟上，然后将一只手放于头后部，掌心贴住头，保持臀部不动（锁定腰椎），旋转胸部看向天花板，每一侧做 10 次，共 2 组，如图 6-31 所示。

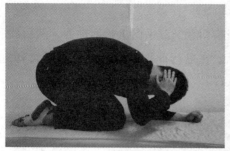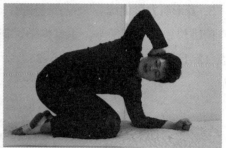

图 6-31　改善胸椎的灵活性

第三节　腰　背　痛

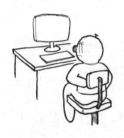

腰背痛是临床常见的症状，如胆囊炎、胃炎、外科结石、神经科和妇科炎症、囊肿等疾病均能引起腰背痛，多由肌肉、骨骼、内脏疾病引起。本节只论述由肌肉引起的腰背部疼痛，或者是由于不良工作和生活体态造成的腰背痛的自我按摩和康复训练方法。

一、中医认识

对于腰腿痛，中医学早有记载，认识也很深刻，如《素问·刺腰痛》中说："衡络之脉，令人腰痛，不可以俯仰，仰则恐仆，得之举重伤腰……"又说："肉里之脉，令人腰痛，不可以咳，咳则筋缩急……"《灵枢·经脉》说："项如拔，脊痛，腰似折，髀不可以曲，腘如结，踹如裂，是为踝厥。"《医学心悟》也说："腰痛拘急，牵引腿足。"以上列举症状为腰痛合并下肢痛，咳嗽时加重，这与西医所说有关腰椎间盘突出的症状相似，中医称之为"腰腿痛""腰痛连膝"等。从《黄帝内经》的经典论述到历代医家对腰痛、痹症等疾病的理论探讨，中医对腰腿痛病因、病机有完整的论述，认为其病因是外伤劳损与外感风寒湿热邪气，导致营卫失调、气血经络受损，或是由于肝肾不足，外邪乘虚而入，致使气血瘀阻而发病。正如《素问·逆调论》所说："荣气虚则不仁，卫气虚则不用，荣卫俱虚，则不仁且不用。"肝肾不足、气血两虚、邪气深伏，治当搜风祛湿，以止痹痛，同时益肝肾、补气血，扶正祛邪。故中医在治疗上多以补肝肾、活血通络、祛瘀止痛为主。

二、现代医学认识

现代医学多认为腰背痛的原因分为两类，即脊柱性病变和非脊柱性病变。目前临床上一般认为青壮年的职业性腰背痛的常见原因主要是损伤性的，如腰肌扭伤、腰椎间盘突出症，而中老年的职业性腰痛多认为是腰骶部的结构性退行性改变所致。日常生活中最为常见的是下交叉综合征，如图 6-32 所示。

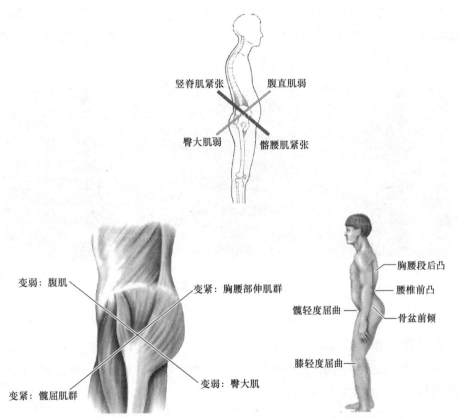

图 6-32　下交叉综合征的表现及其肌肉关系

下交叉综合征又称骨盆交叉综合征，是指由于肌肉系统的失衡而引起的骨盆及下肢的运动链受损，从而导致的症候群，常会累及下腰部、骨盆、髋、膝，以及踝关节出现相应的症状，主要表现为轻微的髋关节屈曲、膝关节屈曲，骨盆前倾，腰椎前凸增加等，原因是因为有些肌肉过紧，如胸腰部的伸肌（如竖棘肌）、髋屈肌（如髂腰肌、阔筋膜张肌、股直肌），有些肌肉过弱，如腹斜肌、腹直肌、臀大肌、腘绳肌等。下交叉综合征是临床上引起腰痛、膝关节疼痛的重要原因之一，进而还会导致颈痛或踝痛的发生，同时也是当前工作和生活中引起人们腰背痛的重要原因。

三、调整及按摩方法

1. 调整体态

站立位，肩关节后伸，尽可能靠拢脊柱，头顶上移、后移，保持头部在颈部的正上方，尽可能将脊柱延展。站立时挺胸收腹，夹紧臀部，尽可能保证骨盆在双下肢的正上方，膝关节微屈，不要处于超伸状态，双足尽可能抓紧地面，膝关节髌骨的中心点与足趾的第二趾在一条直线上，如图 6-33 所示。

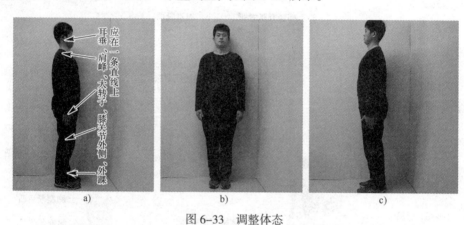

图 6-33 调整体态

a）关键点 b）正确体态正面观 c）正确体态侧面观

2. 搓擦、推摩腰骶部

取坐位，双手掌心向内贴于腰部，进行搓擦、推摩，力度可逐渐加大，以局部感到发热为度，如图 6-34 所示。

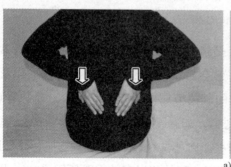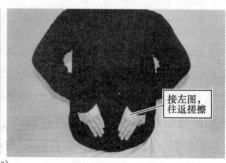

a）

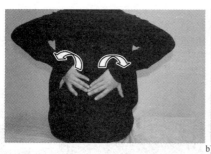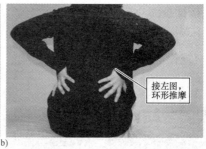

b)

图 6-34　搓擦、推摩腰骶部

a）往返搓擦　b）环形推摩

3. 捻捏腰骶和侧腰部的筋膜

捻捏腰骶和侧腰部的筋膜，反复操作 5~10 遍，以自身耐受为度，如图 6-35 所示。

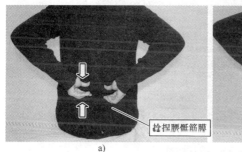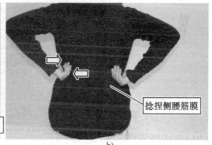

a)　　　　　　　　　　　　　　b)

图 6-35　捻捏腰骶和侧腰部的筋膜

a）捻捏腰骶筋膜　b）捻捏侧腰筋膜

4. 按揉两侧腰角

将双手拇指或多指置于第 3 腰椎、第 4 腰椎横突附近的腰角酸胀处进行按揉，反复操作 3~5 min，力度可逐渐加大，以自身耐受为度，如图 6-36 所示。

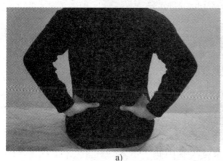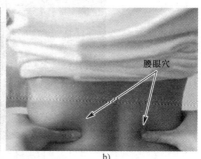

a)　　　　　　　　　　　　　　b)

图 6-36　按揉两侧腰角

a）实操图　b）穴位示意

5. 按揉腹部

以多指按揉腹部正中及两侧（腹直肌和腰大肌），反复操作 3~5 min，敏感点重点按揉，动作不易过快，以自身耐受为度，如图 6-37 所示。

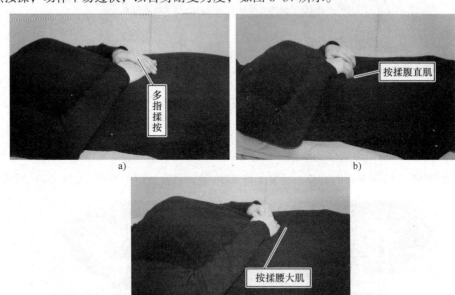

a)　　　　　　　　　　　　　　　　　b)

c)

图 6-37　按揉腹部

a）多指揉按　b）按揉腹直肌　c）按揉腰大肌

6. 拿揉大腿内侧

以多指拿揉大腿内侧肌肉群，反复操作 3~5 遍，力度可逐渐加大，以自身耐受为度，如图 6-38 所示。

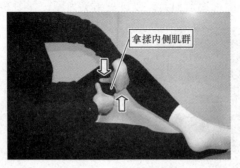

图 6-38　拿揉大腿内侧

7. 按揉腿部前外侧

以多指按揉大腿前外侧的筋膜和肌肉，直至小腿外侧，反复操作 3~5 遍，以自身耐受为度，如图 6-39 所示。

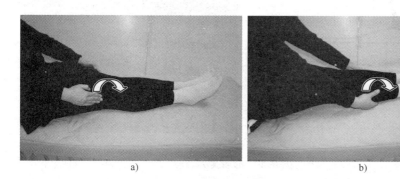

a)　　　　　　　　　　　　　　　　b)

图 6-39　按揉腿部前外侧

a）按揉大腿前外侧的筋膜和肌肉　b）按揉小腿外侧

8. 按揉腧穴

以拇指按揉腰痛穴、后溪穴、扭伤穴各 1 min，以酸胀为度，如图 6-40 所示。

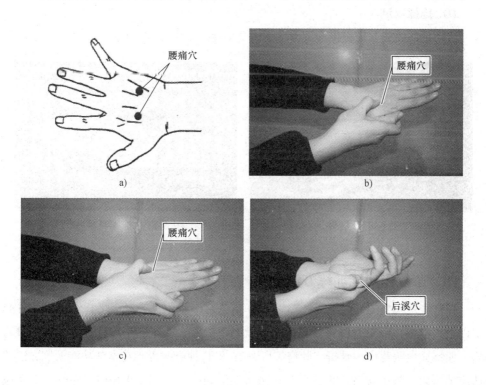

a)　　　　　　　　　　　　　　　　b)

c)　　　　　　　　　　　　　　　　d)

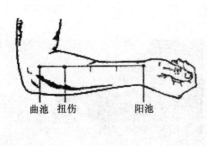
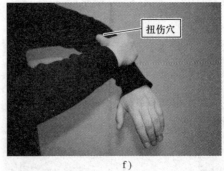

e)　　　　　　　　　　　　　f)

图 6-40　按揉腧穴

a）腰痛穴的位置图　b）腰痛穴之一的实操图　c）腰痛穴之二的实操图

d）后溪穴的实操图　e）扭伤穴的位置图　f）扭伤穴的实操图

9. 搓擦足心

以单手掌根搓擦足心，反复操作，以发热为度，如图 6-41 所示。

10. 捻揉双足

活动足部关节，反复操作，以自身耐受为度，如图 6-42 所示。

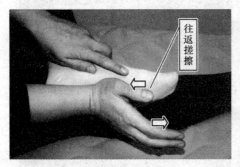
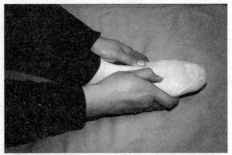

图 6-41　搓擦足心　　　　　　　图 6-42　捻揉双足

四、康复和功能训练方法

　　腰背痛是人类的一大顽疾，70%~80% 的人在一生中都会经历腰背疼痛。美国 45 岁以下人群中，活动受限最常见的原因就是下背痛。严重的病理性改变所致的腰背痛，如特异性腰背痛（骨折、肿瘤等所致）、坐骨神经痛等不在本节功能锻炼方法的适应范畴内，该类腰背痛患者如果要进行功能训练，一定要事先咨询医学专家和康复师。

本节介绍的功能训练方法适用于非特异性腰背痛，即疼痛原因不明确，无特异性病理变化的腰背痛，其特点是腰背部疼痛，急性发作时腰部活动受限，查体无特异性阳性体征。

1. 腰椎骨盆灵活性训练

仰卧位，双腿屈膝 90°，双脚踩及床面，将骨盆向前转动，然后向后转动，各做 10 次，共 2 组，如图 6-43 所示。在进行此训练时，要保持身体其他部位位置不动。

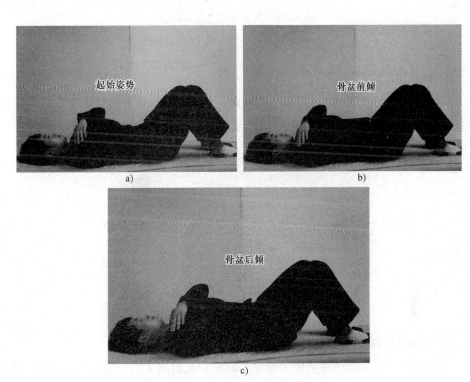

图 6-43　腰椎骨盆灵活性训练

a）起始姿势　b）骨盆向前转动　c）骨盆向后转动

2. 腹压重建之腹式呼吸

仰卧位，双腿屈膝 90°，双脚踩及床面，吸气时将下腹部挺起，吐气时下腹部凹陷，呼吸 10~15 次，共 4 组，如图 6-44 所示。

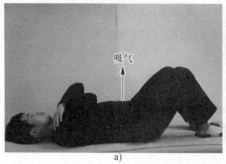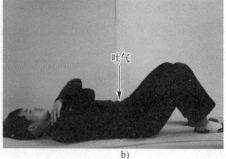

图 6-44　腹压重建之腹式呼吸

a）吸气时下腹部挺起　b）吐气时下腹部凹陷

3. 核心稳定性训练

仰卧位，双腿屈膝 90°，双脚抬离地面，双手放于双膝上，与膝关节相对用力，保持对抗 10~15 s，共 3 组，如图 6-45 所示。

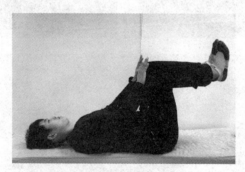

图 6-45　核心稳定性训练

4. 腰椎稳定性训练

身体四点支撑，保持核心躯干稳定，同时抬起对侧手脚，保持伸直状态，然后还原，一侧进行 10 次，共 4 组，如图 6-46 所示。

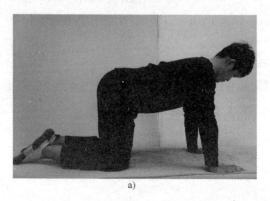

a）

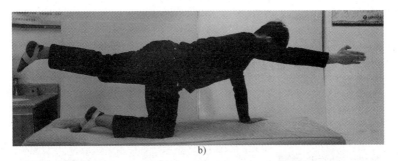

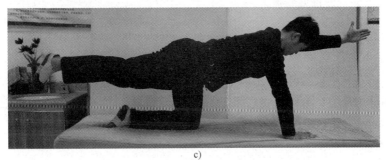

图 6-46　腰椎稳定性训练

a）身体四点支撑　b）同时抬起对侧手脚　c）同时抬起另一组手脚

5. 髂腰肌的拉伸

单膝跪地，另一侧脚向前跨出，身体向前移动，使后侧腿的髋关节有拉伸感，保持 15 s，共 2 组，如图 6-47 所示。

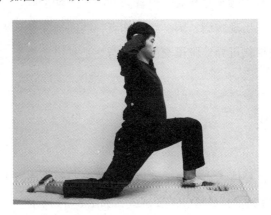

图 6-47　髂腰肌的拉伸

第四节 胁 痛

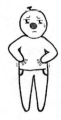

胁痛是指以一侧或两侧胁部疼痛为主要表现的病症，是临床上较为多见的一种自觉症状。

一、中医认识

中医认为肝居于胁下，胆附于肝，其经络分布于两胁，胁痛之症主要责之于肝胆，又因肝主疏泄，喜调达而恶抑郁，故凡能引起肝郁气滞、经脉阻滞或经脉失养的因素，均可引起胁痛。

二、现代医学认识

现代医学中的肝胆疾病，如肝炎、脂肪肝、胆囊炎、胆结石、肋间神经痛、肋软骨炎等以胁痛为主症者皆归此证。胁部指的是侧胸部，后连胸椎，前接肋骨，上下比邻颈腰椎。人体长期姿势不良、损伤或呼吸模式错误会导致颈胸椎错位或肋椎关节、肋横突关节错位。以上关节错位会刺激、压迫脊神经或自主神经，进而可能引起胸胁部疼痛。其中颈丛损伤者，可导致其分支支配的膈、胸膜、心包、肝、胆等的功能障碍，进而出现胸痛，胸神经损伤者，肋间神经受刺激而出现相应部位疼痛，上胸髓节段的损伤可导致胸段交感神经与迷走神经功能紊乱，进而出现相应部位疼痛。

三、按摩方法

1. 搓摩胁肋

站立位或坐位，身体正直，两手掌分别贴放于两侧胸部，进行由上而下快速的环转摩动，操作时保持自然呼吸，不要屏气，如图 6-48 所示。

2. 侧屈按动

两手侧叉腰，拇指在后，按于脊柱两侧肝俞、胆俞及压痛点。压住后，左右侧屈，并上下移动，如图 6-49 所示。

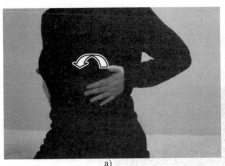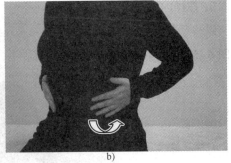

图 6-48　搓摩胁肋

a）两手掌贴放于两侧胸部　b）由上而下快速环转摩动

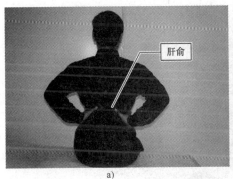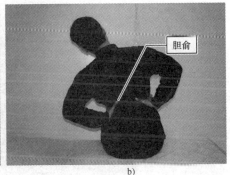

图 6-49　侧屈按动

a）拇指按压两侧肝俞等　b）左右侧屈

3. 屏气咳嗽

身体挺直，腹部收紧，双手上举，两手交叉，掌心向上，吸气屏住呼吸1~3 s，然后迅速咳嗽，两手从两侧落下，同时呼气，反复1~3次，如图6-50所示。

4. 屏气拍打

身体挺直，深吸气，屏住呼吸，同时两手虚掌轻拍胁肋部，然后呼气。反复3·5遍，如图6-51所示。

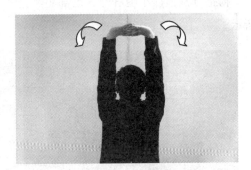

图 6-50　屏气咳嗽

5. 按揉内关穴

以一手拇指按揉另一侧内关穴 1 min，再换另一侧操作，以感酸麻胀痛为佳，如图 6-52 所示。

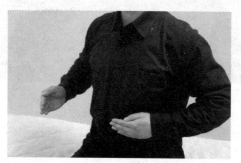

图 6-51　屏气拍打

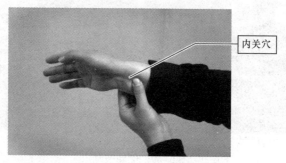

图 6-52　按揉内关穴

6. 推揉小腿部肝经及足部胆经路线

拇指分别推揉小腿肝经、足部胆经路线 3~5 遍，敏感部位重点推揉，如图 6-53 所示。

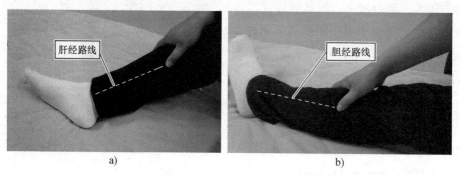

a)　　　　　　　　　　　　　　　　b)

图 6-53　推揉小腿部肝经及足部胆经路线

a）推揉肝经路线　b）推揉胆经路线

四、康复和功能训练方法

本书中所述胁痛多由日常生活中情绪压力过大、姿势不良或者呼吸不畅引起，也多与饮食不节、生活作息习惯不良、恣食肥甘厚味密切相关，相当于西医的胆囊炎、胆石症、肋间神经痛等。在进行自我康复和功能训练的时候，要注意排除因肝、胆相关疾病引起的胁痛，在经医师或专业康复师评估后进行相关训练。

1. 腹斜肌拉伸

仰卧位，单腿屈膝，扭向对侧，将对侧手放在膝关节上，保持肩部贴于地面，使膝关节向地面贴近，保持拉伸 15 s，共 2 组，如图 6-54 所示。

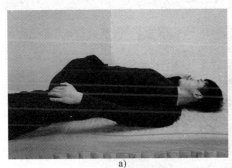
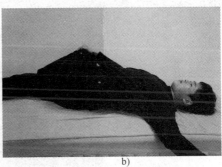

a)　　　　　　　　　　　　　　　　b)

图 6-54　腹斜肌拉伸

a）右侧拉伸　b）左侧拉伸

2. 腰方肌拉伸

坐于地面，双腿尽量分开，将身体侧屈至一侧，保持拉伸 15 s，共 2 组，如图 6-55 所示。

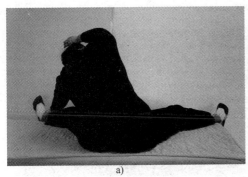
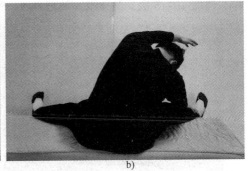

a)　　　　　　　　　　　　　　　　b)

图 6-55　腰方肌拉伸

a）向左拉伸　b）向右拉伸

3. 猫式伸展

身体四点支撑，吸气时收腹，胸椎尽力上弓，呼气回复原位，反复 3~5 遍，共 4 组，如图 6-56 所示。

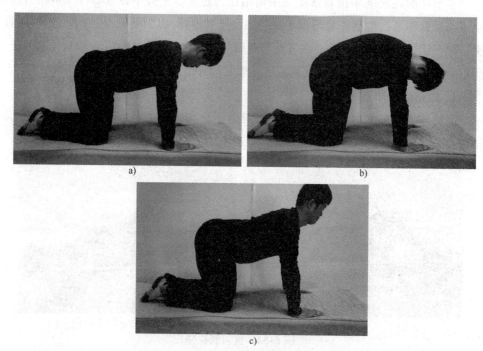

图 6-56 猫式伸展

a）身体四点支撑 b）吸气时收腹，胸椎上弓 c）呼气回复原位

4. 腹压重建之腹式呼吸

仰卧位，双腿屈膝 90°，双脚踩及床面，吸气时将下腹部挺起，吐气时下腹部凹陷，呼吸 10~15 次，共 4 组，如图 6-57 所示。

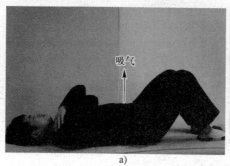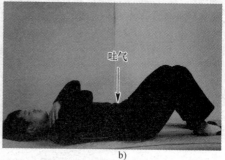

图 6-57 腹压重建之腹式呼吸

a）吸气时下腹部挺起 b）吐气时下腹部凹陷

第五节　便　　秘

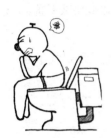

　　便秘指大便秘结不通，排便时间延长，或欲大便而艰涩不畅。在现代生活与工作中，久坐、缺乏适当活动或锻炼、精神紧张、饮食不当或滥服减肥品都有可能导致便秘。便秘的危害很大，大便不通畅会造成代谢后的有害物质不能很快排出体外，很容易累及其他内脏，最终有可能导致其他严重疾病的发生。例如，长期便秘容易导致痔疮和肛裂，这是因为排便过于用力会使肛管黏膜凸出，静脉回流不畅，久而久之形成痔疮；粪便划破肛门管，形成溃疡与创口，就会形成肛裂。又如，长期便秘的女子肠道内产生的一种物质可以干扰下丘脑—垂体—卵巢这一系统的功能，妨碍排卵，从而降低生育机会。长期便秘使肝脏的负担加重，体内毒素得不到及时排出，机体内分泌系统功能异常，激素代谢失调，导致面部色素不正常沉着，皮肤出现黄褐斑和痤疮。此外，因便秘而用力会增加腹压，屏气使劲排便造成的心血管疾病发作率有逐年上升的趋势，便秘还会诱发心绞痛、心肌梗死、脑卒中等。

一、中医认识

　　便秘在古代就得到了充分的重视，中医提出了很多治疗便秘的方法，张仲景在《伤寒论》中说："若其人大便硬，小便自利者，去桂枝加白术汤主之。"徐灵胎在《伤寒论类方》也说："白术生肠胃之津液。"

　　便秘虽属大肠传导功能失常，但与脾胃及肾脏的关系甚为密切。其发病的原因有燥热内结、津液不足、情志失和、气机郁滞、劳倦内伤、身体衰弱、气机不足等。在日常生活中，以下几种情况导致的便秘较为多见。

1. 体素阳盛，肠胃积热

　　阳盛体质，或恣饮酒浆，过食辛热厚味，以致胃肠积热；或于热病之后，余热留恋，津液耗伤，导致肠道失去津液的濡润，以致大便干结，难于排出，张仲景所说的"脾约"便坚，就是属于这种热秘的情况。

2. 情志失和，气机郁滞

忧愁思虑过度、情志不舒或久坐少动，致气机郁滞，不能宣达，于是通降失常，传导失职，糟粕内停，不得下行，会造成大便秘结的发生。

3. 气血不足，下元亏损

劳倦饮食内伤，或病后、产后以及年老体弱之人，往往气血两亏。气虚则大肠传送无力，血虚则津枯，不能滋润大肠。二者都会导致大便排出困难，以致秘结不通。

4. 阳虚体弱，阴寒内生

阳虚体弱或年老体衰，则阴寒内生，留于肠胃，于是凝阴固结，致阳气不通，津液不行，故肠道艰于传送，从而引起便秘。

二、现代医学认识

现代医学一般把便秘分为功能性便秘和器质性便秘，本节主要讨论的是功能性便秘。在临床上，慢性结肠梗阻，肿瘤压迫，脑与脊髓病变，慢性铅、砷、汞、磷中毒等器质性病变也会导致便秘的发生，这些应主要针对相应疾病进行治疗，不属本节的论述范围。

日常生活中发生功能性便秘的主要原因有：一是腹肌、盆底肌或结肠平滑肌及肌间神经丛功能障碍，常可引起排便的动力减弱而发生便秘，多见于多次妊娠妇女、慢性肺气肿患者，以及营养不良、衰弱、年老及腹腔内脏下垂者。二是直肠扩张、收缩的排便反射迟钝或消失，多见于未能养成每天定时大便习惯者，因无粪便刺激的感觉，故正常的排便反射明显减弱，久而久之可导致顽固性便秘。三是摄入饮食过少，或饮食习惯、饮食种类、环境发生改变，这些因素均可造成肠蠕动功能减弱，进而引起便秘。四是情绪的改变也可导致肠蠕动功能减弱，进而发生便秘，但这一因素多与腹泻交替发生，也称为肠易激综合征。五是滥用强泻剂后易导致正常的排便反射减弱或消失，也可发生便秘。

从生理解剖角度看，内脏神经起于第 10~11 胸交感神经节，穿膈肌而终于腹腔神经节。肠系膜下神经丛分布于结肠及直肠，椎间关节失稳、姿势不良、疲劳过度、受凉或失眠等诱因都会致胸椎错位，进而损害胸交感神经，胸腰段关节错位导致交感神经受累，出现肠功能紊乱，也可以导致便秘的发生。

三、按摩方法

1. 叩击小腿胃经路线

取坐位，弯腰前倾，两手握空拳，沿足阳明胃经路线，由上而下叩击，在足三里、上巨虚、下巨虚等穴位或敏感部位重点叩击，如图 6-58 所示。

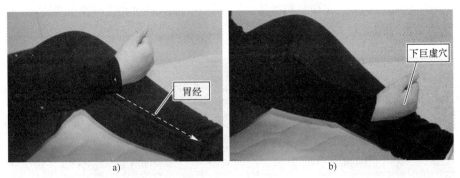

图 6-58　叩击小腿胃经路线

a）足阳明胃经路线　b）叩击下巨虚穴

2. 拇指按摩脾经路线

身体直起，一腿搭于另一腿上，呈"4"字状，双手拇指指尖相对，沿脾经路线滑按、按揉，上下往返 3~5 遍，左右腿交替进行，以局部微感酸痛为度，如图 6-59 所示。

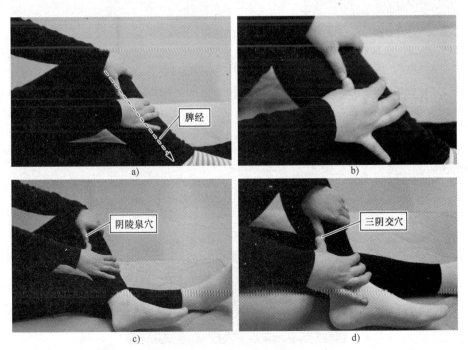

图 6-59　拇指按摩脾经路线

a）脾经路线　b）沿脾经路线滑按、按揉　c）按揉阴陵泉穴　d）按揉三阴交穴

3. 按揉前臂大肠经路线

按揉合谷、支沟穴。坐位，拇指从合谷穴沿手阳明大肠经路线按揉至曲池穴，往返 3~5 遍，再重点点揉合谷、支沟等穴各 1 min，两手交替施术，如图 6-60 所示。

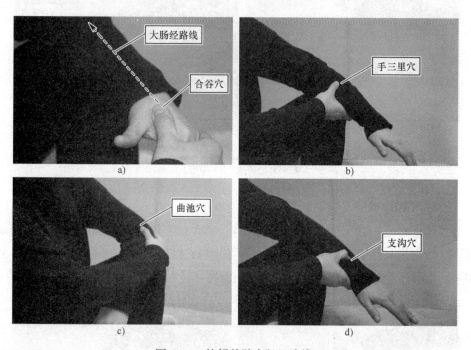

图 6-60　按揉前臂大肠经路线

a) 手阳明大肠经路线及合谷穴　b) 按揉手三里穴　c) 按揉曲池穴　d) 按揉支沟穴

4. 摩揉腹部，按揉乙状结肠区

仰卧，全身放松，呼吸自然，双手掌重叠在腹部沿顺时针方向缓缓摩揉 5 min，以腹内有温热感为度，如图 6-61 所示。

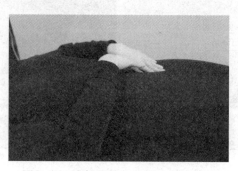

图 6-61　摩揉腹部，按揉乙状结肠区

5. 点揉大肠俞穴，叩击八髎穴

坐位，收紧腹部，腰部不能后伸，以双手拇指点揉大肠俞穴 2 min，而后两手握空拳，交替叩击骶骨八髎穴 1~3 min，并搓擦双侧八髎穴，以局部感到微热为度，如图 6-62 所示。

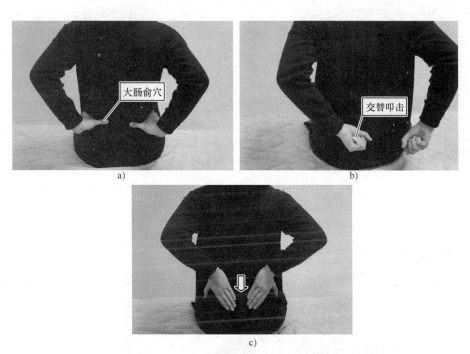

图 6-62　点揉大肠俞穴，叩击八髎穴

a）点揉大肠俞穴　b）两手交替叩击八髎穴　c）搓擦八髎穴

四、康复和功能训练方法

便秘主要由脾胃升降运化失常和大肠传导功能失职所致，在日常生活中，便秘的发生与运动过少、饮食结构不合理、腹部力量过弱有着密切的关系。在进行康复训练的同时，因其他疾病（如肠道肿瘤、中风患者）而兼有大便秘结的，需要积极治疗原发病，并在医师或专业康复师的指导下进行自我康复训练。

1. 蹲起运动

两脚分开与肩同宽，双手自然放于体侧，收腹敛臀，缓缓下蹲，呼蹲吸起，下蹲至极限时，停顿 1~3 秒，同时叩打八髎穴 5~10 次，下蹲幅度因人而异，连续蹲起

5~10次，以全身微微发热为度，如图 6-63 所示。

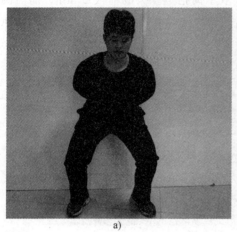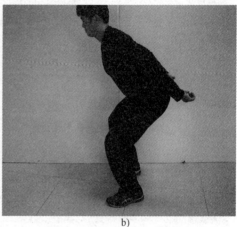

a)   b)

图 6-63　蹲起运动

a）正面观　b）侧面观

2. 髂腰肌的拉伸

单膝跪地，另一侧脚向前跨出，身体向前移动，使后侧腿的髋关节有拉伸感，保持 15 秒，共 2 组，如图 6-64 所示。

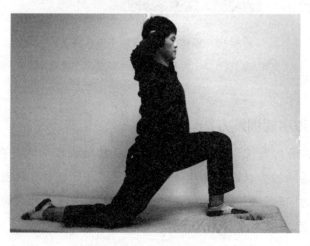

图 6-64　髂腰肌的拉伸

3. 腹斜肌拉伸

左侧卧，左腿伸直，右腿屈髋屈膝 90°，左手扶住右腿膝关节外侧，右手置于头后。而后用右手带动上半身向右侧旋转，在旋转过程中，尽量保持同侧躯干以下部位固定，在旋转到最大限度时，保持 3 次呼吸，自觉腹部有牵拉的感觉，回到起始位置。反复操作 4 组，而后换另一侧，如图 6-65 所示。

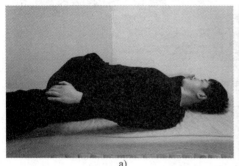 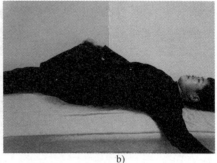

a) b)

图 6-65 腹斜肌拉伸

a）右侧拉伸 b）左侧拉伸

4. 核心肌群力量训练

平板支撑，双肘着地，脚尖并拢撑地，保持躯干平直，不要塌腰，坚持 15 s，共 4 组，如果不能坚持，则改为膝关节支撑，如图 6-66 所示。

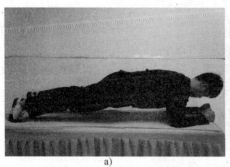 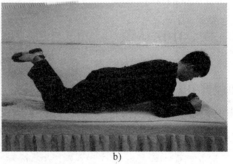

a) b)

图 6-66 核心肌群力量训练

a）平板支撑（以脚尖着地） b）平板支撑（以膝关节支撑）

5. 腹压重建之腹式呼吸

仰卧位，双腿屈膝 90°，双脚踩及床面，吸气时将下腹部挺起，吐气时下腹部凹陷，呼吸 10~15 次，共 4 组，如图 6-67 所示。

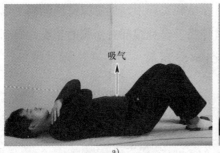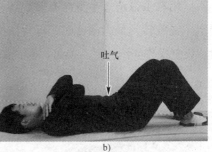

图 6-67 腹压重建之腹式呼吸

a）吸气时下腹部挺起 b）吐气时下腹部凹陷

第六节 失 眠

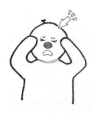 失眠又称不寐，是以经常不得安睡为特征的一种征候，临床表现不一，有难以入睡、睡而易醒、彻夜不能入眠等。顽固性的失眠经常伴有头痛、健忘、心悸等症。

一、中医认识

失眠的发生多因思虑劳倦太过，导致心脾亏损或心胆虚怯，也可由饮食痰浊壅阻脾胃中焦，导致胃中不和而引起，即古人常说的"胃不和则卧不安"。因此，中医认为失眠由气血、精神、脏腑功能失调，或邪气扰乱所致。其病变表现主要责之于心，还与肝、脾、肾等脏有关。

二、现代医学认识

失眠症状多见于现代医学的神经衰弱等病。神经衰弱是一种以脑和躯体功能衰弱为主要表现的神经症，以睡眠障碍、精神易兴奋且易疲劳为特征，常伴有头痛、烦恼、易激惹等躯体、情感症状，临床上脑力劳动者发病率较高。

脊柱的健康和睡眠质量息息相关，因为脊柱是神经低级中枢——脊髓所在之处，脊髓中的植物神经对人体精神活动起着重要的调节作用，颈椎中穿过的椎动脉是脑部中枢神经的血运营养来源，因此脊柱的功能及血运正常是良好睡眠的基础保障。

引起失眠的主要原因：一是神经系统活动过度紧张，如脑力劳动时间过长、不注意劳逸结合、情感创伤、性格缺陷等。二是长期姿势不良、脊柱的退变、颈部外伤劳损、周围软组织损伤、刺激或压迫邻近交感神经丛及血管等，这些因素最终也会导致失眠的发生。

三、按摩方法

1. 梳头揉耳

仰卧位，双手五指呈爪形张开，自前发际推至头后 5~10 遍。双手拇指指腹与弯曲的食指桡侧缘相对，夹持耳郭，由上而下捏揉 3~5 遍，以局部感到温热为度，如图 6-68 所示。

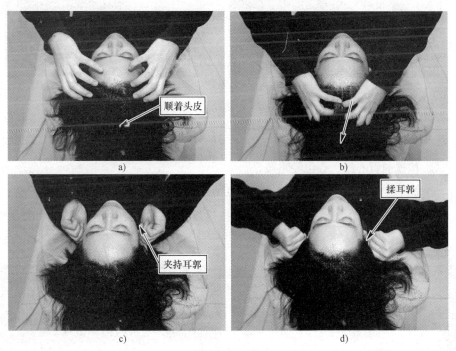

图 6-68 梳头揉耳

a) 梳头步骤 1　b) 梳头步骤 2　c) 揉耳步骤 1　d) 揉耳步骤 2

2. 按揉风池、安眠穴

可坐位或仰卧位进行，以无名指、中指并拢按揉风池穴、安眠穴各 1 min，以局部感到酸胀为度。最后双手掌心相对搓热，敷于面部，做干洗脸动作，至面部微热，如图 6-69 所示。

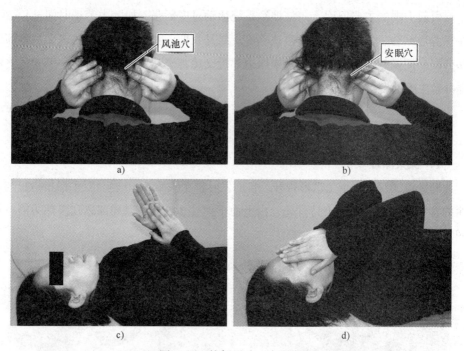

图 6-69　按揉风池、安眠穴

a）按揉风池穴　b）按揉安眠穴　c）搓擦手掌　d）贴敷面部

3. 按揉前臂心经、心包经路线

坐位，将前臂放于桌上，掌心向上，另一手拇指由腕部至肘部按揉心经、心包经路线 3~5 遍，左右手交替操作，再按揉通里穴、内关穴各 1 min，如图 6-70 所示。

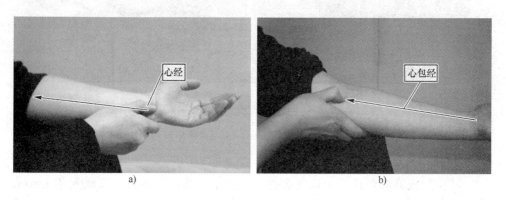

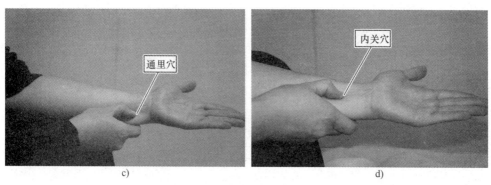

图 6-70　按揉前臂心经、心包经路线

a）心经路线　b）心包经路线　c）按揉通里穴　d）按揉内关穴

4. 揉擦足部

坐于床上，一腿搭于另一腿上，呈"4"字状，足心向上，双手从两侧握住足部，双拇指并排分别按于足底内侧、中间、外侧，由足趾到足跟按揉 3~5 遍，然后一手在足背侧托握足背，另一手用小鱼际或掌跟擦涌泉穴，至擦热为度。左右足交替操作，如图 6-71 所示。

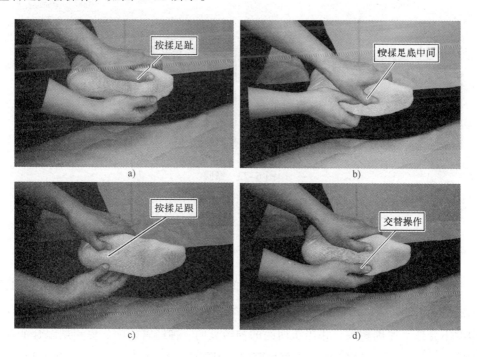

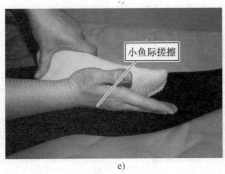
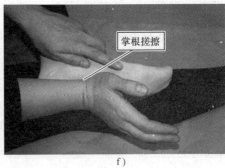

图 6-71　揉擦足部

a）按揉足趾　b）按揉足底中间　c）按揉足跟

d）双拇指交替操作　e）小鱼际搓擦　f）掌根搓擦

5. 摩腹

仰卧位，身体放松，双掌重叠放于腹部，做顺时针摩动 100~200 次，自然进入睡眠状态效果最佳，如图 6-72 所示。

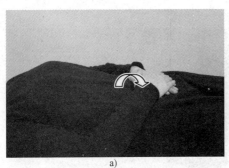
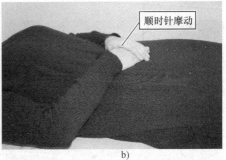

图 6-72　摩腹

a）双掌重叠放于腹部　b）顺时针摩动

四、康复和功能训练方法

失眠表现为睡眠时间不足、深睡眠时间不够、睡眠质量不佳等，影响人们的日常生活和工作。失眠与白日间工作压力过大、气血不足、呼吸模式不对、鞋子软硬程度不合适等原因相关，相当于西医的神经衰弱、神经官能症、更年期综合征等。在进行自我康复训练前，要积极寻找原因，因其他疾病引起的失眠要积极治疗原发病，或在医师或专业康复师的指导下进行相关的功能训练。

1. 脊柱卷曲训练

仰卧位，保持头后部向下压向床面，将双腿缓缓抬起，尽量贴近胸部，然后弯曲身体，使头部向膝盖靠近，双手扶于双膝，保持 1~3 次呼吸后慢慢恢复为仰卧位，共 2 组，如图 6-73 所示。

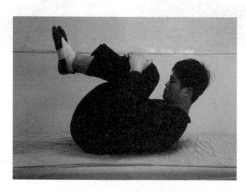

图 6-73　脊柱卷曲训练

2. 反向小燕飞

俯卧，双上肢上举于头顶，双手交叉，掌心向下。双腿伸直，脚尖绷直，抬离床面，同时双手掌心向上，双臂和头抬起，腹部和肋骨尽量贴紧床面，保持伸展 3~5 次呼吸。伸展时注意收紧腹肌，注意不要屏气，共 2 组，如图 6-74 所示。

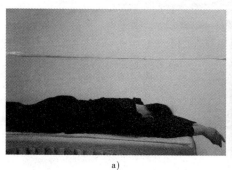 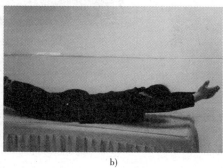

a)　　　　　　　　　　　　　　　　　　　b)

图 6-74　反向小燕飞

a）起始动作　b）伸展动作

3. 腹压重建之腹式呼吸

仰卧位，双腿屈膝 90°，双脚踩及床面，吸气时将下腹部挺起，吐气时下腹部凹陷，呼吸 10~15 次，共 4 组，如图 6-75 所示。

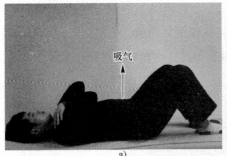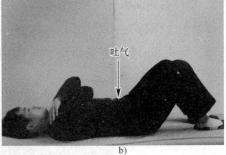

图 6-75 腹压重建之腹式呼吸

a）吸气时下腹部挺起　b）吐气时下腹部凹陷

4. 足底胶球放松

一只脚踩住胶球，在脚底由前到后滚动，再由足底内侧向外侧滚动，进行 30 s，如图 6-76 所示。

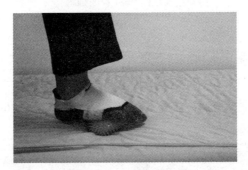

图 6-76　足底胶球放松

第七节　痛　　经

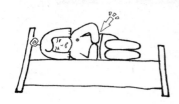

痛经为最常见的妇科症状之一，指行经前后或月经期出现下腹部疼痛、坠胀，伴有腰酸或其他不适，严重影响生活质量的症状。

一、中医认识

月经的主要成分是血，经血运行通畅与否，与气机的畅通、调达有密切的关系。痛经的发病机理主要是气血运行失调所致，即为"不通则痛"。中医将痛经的病因分为实、虚两类。实证有气滞血瘀、寒湿凝滞，虚证有肝肾亏损、气血虚弱。中医还认为，痛经的发生主要与肝、脾、肾三脏及冲任二脉的功能相关。

二、现代医学认识

痛经分为原发性痛经和继发性痛经两类。原发性痛经是指生殖器官无器质性病变的痛经，占发病总量的90%以上，在青春期多见，常在初潮后1~2年内发病。继发性痛经是指由盆腔器质性疾病引起的痛经。

原发性痛经的发生主要与月经时子宫内膜、前列腺素等的增加有关。从解剖上看，女性内生殖器官位于骨盆内，骨盆内脏器的支配神经有腰骶丛和自主神经系统的骶部，发自脊髓的腰3至骶4，分支有髂腹下神经、腹股沟神经、生殖股神经、股外侧皮神经、股神经、闭孔神经、坐骨神经和阴部神经，支配盆腔内脏器、肌肉和筋膜，以及下肢的相关肌肉和皮肤。当长期不良姿势导致劳损或外伤时，腰椎和骨盆错位，使神经受压或刺激，则会导致月经失调和痛经，甚至影响受孕。另外，精神、神经因素也会导致痛经。

三、按摩方法

1. 推揉小腿、足跟内侧

单腿盘腿而坐，足心向上，以手指或手掌沿小腿内侧至足踝足三阴经路线推揉3~5遍，重点在阴陵泉穴、地机穴、水泉穴、三阴交穴、太溪穴等及敏感点施术，如图6-77所示。

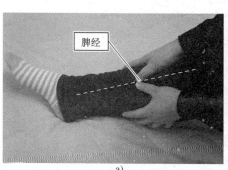

脾经

a)

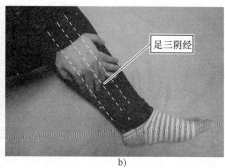

足三阴经

b)

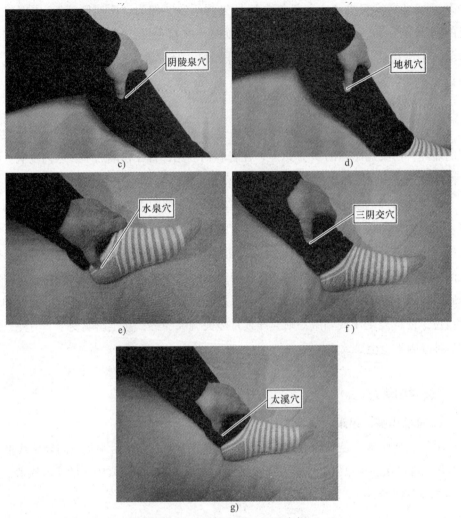

图6-77 推揉小腿、足跟内侧

a）脾经路线 b）足三阴经路线 c）揉阴陵泉穴

d）揉地机穴 e）揉水泉穴 f）揉三阴交穴 g）揉太溪穴

2. 摩揉小腹

仰卧位，以双手手掌重叠在下腹部摩揉，以局部感到微热为度，如图6-78所示。

3. 多指揉拨腹股沟

仰卧位，髋关节微屈，多指并拢，用指腹由内而外揉拨腹股沟区3~5遍，压痛部位重点按揉，如图6-79所示。

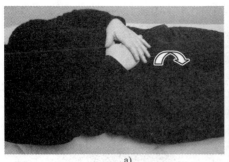
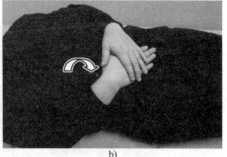

图 6-78　摩揉小腹

a）双手手掌重叠放在下腹部　b）摩揉至感微热

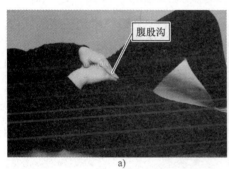
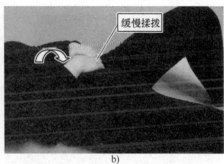

图 6-79　多指揉拨腹股沟

a）腹股沟位置　d）缓慢揉拨

4. 按压肝经路线

盘腿位，用双手拇指交替按压足厥阴肝经的行间穴到太冲穴，以局部感到酸胀微热为度，如图 6-80 所示。

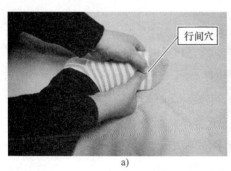
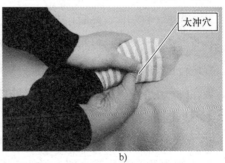

图 6-80　按压肝经路线

a）按压行间穴　b）按压太冲穴

5. 搓擦捶打八髎

坐位或站立位，收紧腹部，腰部不能后伸，两手掌心按于骶骨，快速搓擦，以发热为度，而后握空拳，交替叩击骶骨八髎穴 1~3 min，如图 6-81 所示。

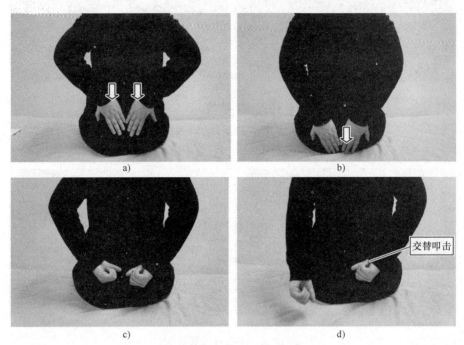

a)　　　　　　　　　　　　　　　b)

c)　　　　　　　　　　　　　　　d)

图 6-81　搓擦捶打八髎穴

a）两手掌心按于骶骨　b）快速搓擦

c）手握空拳　d）交替叩击八髎穴

四、康复和功能锻炼方法

痛经主要表现为在月经前几天出现疼痛，严重的可影响日常工作和生活，甚至需要服用药物来缓解。其发生与腹部肌肉力量不均衡、子宫位置不正确、呼吸模式不对等原因有关。在进行自我康复训练前，需要积极寻找原因，因其他疾病引起痛经的要积极治疗原发病，或在医师或专业康复师的指导下进行相关的功能训练。

1. 蛙式前俯拉伸

坐于床上，两腿弯曲，足心相对，两手撑于床面并向前慢慢移动，上身前倾，以感到大腿内侧有牵拉感为度，保持 3~5 次呼吸，动作要循序渐进，不可用力过大而导致疼痛，如图 6-82 所示。

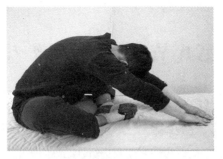

图 6-82　蛙式前俯拉伸

2. 腹压重建之腹式呼吸

仰卧位，双腿屈膝 90°，双脚踩及床面，吸气时将下腹部挺起，吐气时下腹部凹陷，呼吸 10~15 次，共 4 组，如图 6-83 所示。

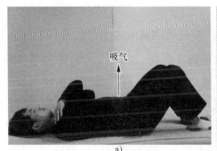
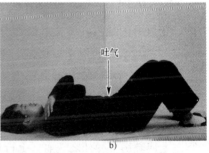

图 6-83　腹压重建之腹式呼吸

a）吸气时下腹部挺起　b）吐气时下腹部凹陷

3. 眼镜蛇拉伸（腹直肌拉伸）

双手撑地，保持上身抬起，骨盆不要离开床面，以感觉到腹部有拉伸感为度，保持 15 s，共 2 组，如图 6-84 所示。

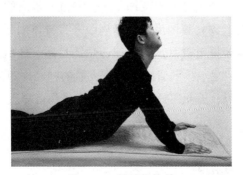

图 6-84　眼镜蛇拉伸

第八节 乳腺增生

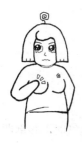

乳腺增生是指乳腺上皮和纤维组织增生，即乳腺组织导管和乳腺小叶在结构上的退行性病变及进行性结缔组织的生长，导致乳房出现形状、大小、数量不一的硬结肿块。乳腺增生发病率居乳腺疾病的首位。近些年来，乳腺增生发病率呈逐年上升的趋势，年龄也越来越低龄化。据调查，70%~80% 的女性都有不同程度的乳腺增生，多见于 25~45 岁的女性。

一、中医认识

中医认为肝肾两经与乳房关系最密切，与冲任两脉的关系也较密切。肝郁气滞、情志内伤在发病过程中也有重要影响。平素情志抑郁、气滞不舒，会导致气血运行不畅，蕴结于乳房胃络，乳络经脉阻塞不通引起乳房疼痛；或肝气横逆犯胃，脾失健运，痰浊内生，气滞血瘀挟痰结聚为核，循经留聚乳中，故乳中结块；肝肾不足、冲任失调也是引起乳腺增生的重要原因。肾为五脏之本，主生殖和生育，冲任二脉下起胞宫，上连乳房，冲任之气血，上行化生为乳，下行为月经。若肾气不足，冲任失调，气血阻滞，聚于乳房、胞宫，即可出现乳房疼痛、结块，或月经紊乱失调等。

二、现代医学认识

乳房在乳腺分泌激素特别是雌、孕激素的作用下，随着月经周期的变化，会有增生和复旧的改变。由于某些原因引起内分泌激素代谢失衡，雌激素水平增高，就会出现乳腺组织增生过度和复旧不全，经过一段时间以后，增生的乳腺组织不能完全消退，就形成乳腺增生。由于病因来自身体内分泌功能紊乱，故除乳房方面的症状外同时还可出现月经不规律，烦躁易怒、汗出等症状。从解剖学上来看，乳房位于胸大肌之上、肋骨之外，胸大肌的神经来源为颈 5~胸 1，乳房又受第 2~6 肋间神经支配，因此，该节段颈、胸椎损伤可导致乳腺疼痛等症状。

三、按摩方法

1. 推揉小腿、足跟内侧

单腿盘腿而坐，足心向上，以手指或手掌沿小腿内侧至足踝足三阴经路线推揉

3~5 遍，重点在阴陵泉穴、地机穴、水泉穴、三阴交穴、太溪穴等及敏感点施术，如图 6-85 所示。

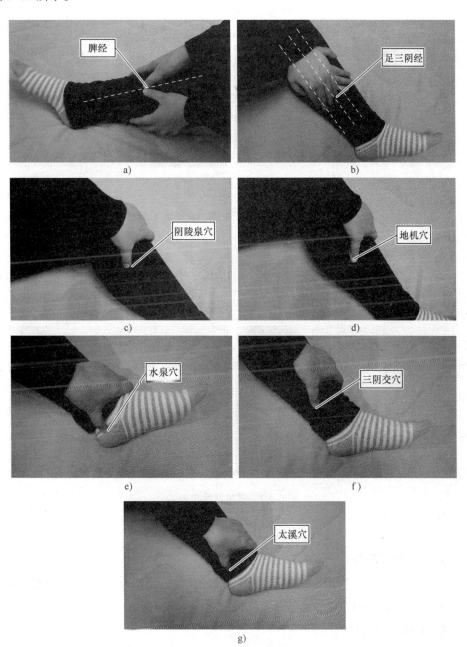

图 6-85 推揉小腿、足跟内侧
a) 脾经路线 b) 足三阴经路线 c) 揉阴陵泉穴 d) 揉地机穴
e) 揉水泉穴 f) 揉三阴交穴 g) 揉太溪穴

2. 摩揉小腹

仰卧位，以双手手掌重叠在下腹部摩揉，以局部感到微热为度，如图6-86所示。

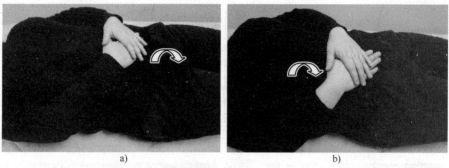

a) b)

图6-86 摩揉小腹

a）双手手掌重叠放在下腹部 b）摩揉至感微热

3. 多指揉拨腹股沟

仰卧位，髋关节微屈，多指并拢，用指腹由内而外揉拨腹股沟区3~5遍，压痛部位重点按揉，如图6-87所示。

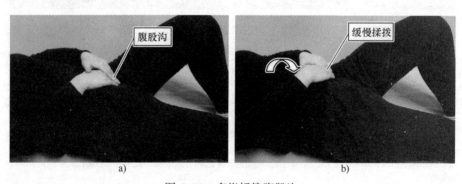

a) b)

图6-87 多指揉拨腹股沟

a）腹股沟位置 d）缓慢揉拨

4. 按压肝经路线

盘腿位，用双手拇指交替按压足厥阴肝经的行间穴到太冲穴，以局部感到酸胀微热为度，如图6-88所示。

5. 搓擦捶打八髎

坐位或站立位，收紧腹部，腰部不能后伸，两手掌心按于骶骨，快速搓擦，以发热为度，而后握空拳，交替叩击骶骨八髎穴1~3 min，如图6-89所示。

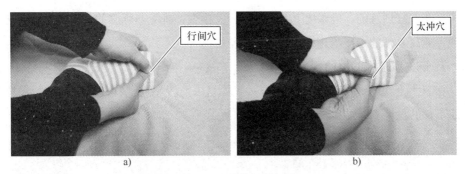

图 6-88　按压肝经路线

a）按压行间穴　b）按压太冲穴

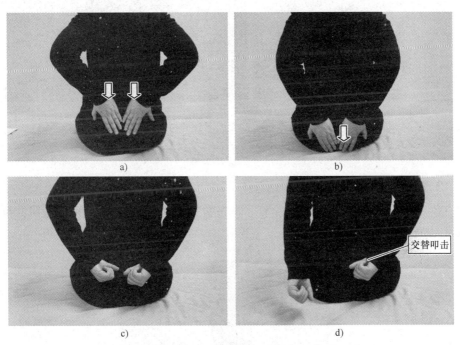

图 6-89　搓擦捶打八髎穴

a）两手掌心按于骶骨　b）快速搓擦　c）手握空拳　d）交替叩击八髎穴

四、康复和功能锻炼方法

乳腺增生是女性最常见的乳房疾病，一般认为其发病与卵巢内分泌失调有关，即由于黄体素减少而雌激素分泌过多，刺激乳腺组织过度增生所致。在现代紧张的生活和工作中，长期含胸工作、情绪不调、生活不规律等与乳腺增生密切相关。在进行自我康复训练前，乳腺增生者要进行相关检查，排除非乳腺的良性增生，或在医师或专业康复师的指导下进行相关功能训练。

1. 胸大肌下束的拉伸

一只手上举，肘关节超过肩关节，双腿呈弓箭步站立，身体重心前移，保持胸大肌下部的拉伸 15 s，共 3 组，如图 6-90 所示。

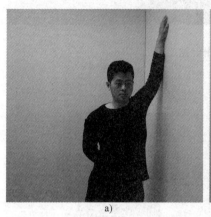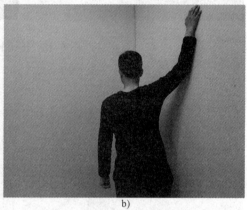

a) b)

图 6-90 胸大肌下束的拉伸

a）左侧拉伸 b）右侧拉伸

2. 肱二头肌的拉伸

肩关节向后伸展，手抓住一个杆，拳眼朝下，微微下蹲，保持肱二头肌的拉伸 15 s，共 3 组，如图 6-91 所示。

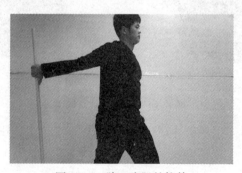

图 6-91 肱二头肌的拉伸

3. 三角肌的拉伸

一只手置于另一只手肘关节后侧，将手臂压向胸前，保持三角肌拉伸 15 s，共 3 组，如图 6-92 所示。

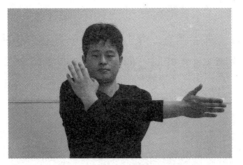

图 6-92　三角肌的拉伸

4. 斜角肌的拉伸

以拉伸右侧斜角肌为例，头后仰，并向左侧偏，保持住张力 15 s，共 2 组，如图 6-93 所示。

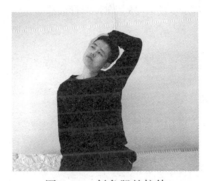

图 6-93　斜角肌的拉伸

5. 脊柱卷曲训练

仰卧位，保持头后部向下压向床面，将双腿缓缓抬起，尽量贴近胸部，然后弯曲身体，使头部向膝盖靠近，双手扶于双膝，保持 1~3 次呼吸后慢慢恢复为仰卧位，共 2 组，如图 6-94 所示。

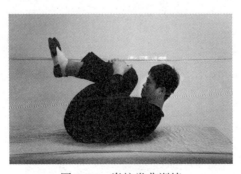

图 6-94　脊柱卷曲训练

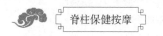
6. 仰卧伸脊训练

仰卧位，双腿伸直，脚尖绷直，双上肢上举于头上，双手交叉，掌心向上，并尽量贴紧床面，保持伸展 3~5 次呼吸。伸展时注意收紧腹肌，不要屏气，如图 6-95 所示。

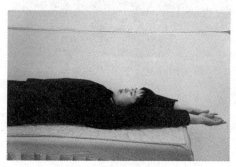

图 6-95 仰卧伸脊训练